나는 먹는다
고로 존재한다

이상훈 원장

삼성가정의학과 원장. SBS 8시 뉴스, 생방송 투데이, 모닝와이드, KBS 스펀지, KBS 2TV 생생정보통, MBC 생방송 오늘아침, JTBC 중독자들, 위대한 식탁, 미라클 푸드, TVN 수퍼푸드의 힘, MBN 천기누설 등 다수의 방송에 출연하였으며, 헬스인 뉴스 등에 건강과 관련한 인문 칼럼을 기고하며 대중들의 건강과 웰빙에 긍정적 영향력을 행사하고 있다.

삽화 임현하
2023 서울대학교 대학원 미술학 석사, 2020 골드스미스 런던대학교 미술학사

작가 홈페이지

나는 먹는다 고로 존재한다

역사속 인물들을 통해 배우는 비만과 슬기로운 생활습관

이상훈 지음

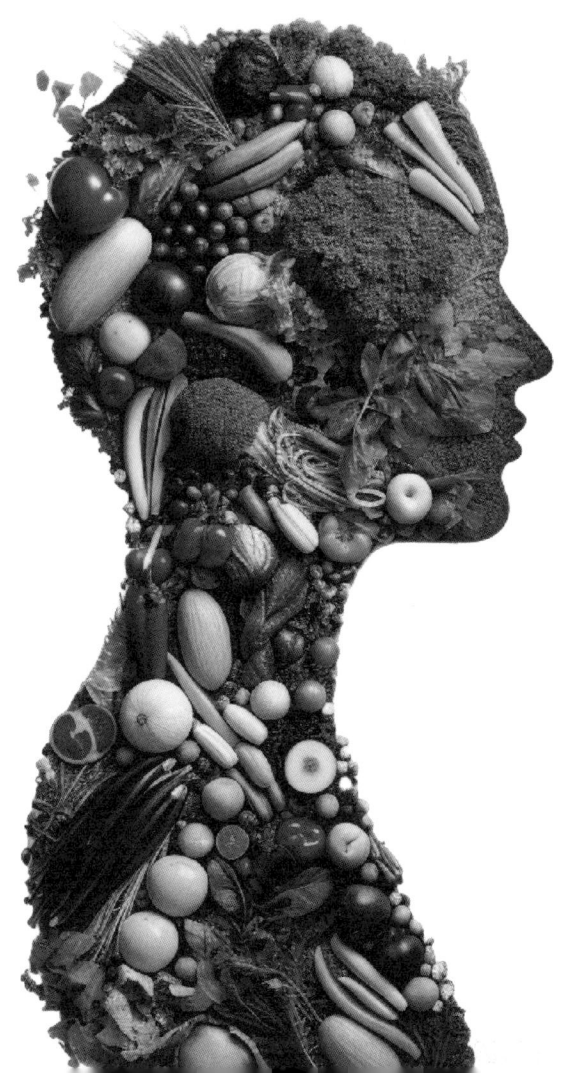

목차

1장 역사적 인물과 건강 습관　　　　　　　　　　　　9

명의(名醫) 세종이 비만 아들 문종에게 내린 3가지 처방 10

프랑스 비만왕과 사치한 왕비의 진실 13

근대 영국의 밑그림을 그린 비만왕 헨리 8세의 이혼 소송 17

준수한 몸매의 나폴레옹은 어떻게 비만체형이 되었을까 21

영국국왕 조지 6세와 미국 대통령 루스벨트의 핫도그 외교 25

예측을 깨는 사나이, 윈스턴 처칠의 비만과 장수 29

91세까지 장수한 싱가포르 국부 리콴유의 건강 3가지 비결 33

셰프 출신인 베트남 국부(國父) 호찌민의 1일 3식 3찬 37

태양왕 루이 14세의 베르사이유 궁전의 연회와 식탐 41

미국에서 가장 뚱뚱한 대통령 태프트와 초고도비만 45

해가 지지 않는 대영제국의 빅토리아 여왕과 서서 먹는 식사 49

게티즈버그 명연설과 링컨을 건강하게 한 신비한 음식 52

프랑스 왕비 카트린의 음식문화와 메디치가의 마카롱 56

로큰롤의 제왕 엘비스 프레슬리와 비만 변비 60

'국가의 적'으로 규정된 폭군 네로 황제와 버섯 64

2장 식문화와 역사적 사건　　　　　　　　　67

풍만한 비너스, 비만한 사랑의 여신 아프로디테 68

꽃을 부끄럽게 한 양귀비, 황제 현종을 가스라이팅하다 71

이집트 여왕, 클레오파트라의 코 높이에 대한 역사 문화적 풀이 74

미스코리아 진선미와 파리스의 심판 78

'겨울 나그네'를 작곡한 가곡의 왕 슈베르트의 체형과 예술성 81

셰프 출신의 국무총리 이윤과 고대 국가의 요리사 84

고려를 폄하한 작가 소동파와 동파육 이야기 87

비거니즘과 아돌프 히틀러의 채식주의 91

여성 최초로 노벨상 받은 마리 퀴리와 영양실조 94

만인의 연인, 선행의 천사 오드리 헵번과 몸매 관리의 대모(大母) 98

콜럼버스의 설탕의 재발견과 비만인의 등장 102

미식가 카사노바의 식탁과 다이어트 식품 106

음식 철학자 에피쿠로스의 행복과 먹방 시대의 음식 110

'별의 화가' 빈센트 반 고흐와 배고픔 114

동방견문록의 주인공 마르크폴로의 아이스크림과 파스타 118

3장 예술, 문화, 정치와 음식　　　　　　　　123

명 연설가 케네디 대통령의 비결과 식탁 대화속의 식탐......................124

은막의 스타 마릴린 먼로의 콜라병 몸매와 건강...............................128

모나코 왕비, 그레이스 켈리의 몸매 관리 비결은?.............................132

철학자 칸트가 만족한 식사와 혼밥 혼술 시대..................................136

'신은 죽었다'고 외친 철학자 니체의 식단에 '고기는 살고, 채소와 과일은 죽었다.'...140

희극배우, 찰리 채플린과 영양실조..144

사회계약론의 장 자크 루소가 걸은 유럽 둘레길과 자연식품...............148

음악의 어머니 헨델의 실명과 비만은 어떤 관계일까...........................152

음악의 아버지 바흐와 커피의 비만학..155

'피아노 시인' 쇼팽과 '돌싱 소설가' 상드의 사랑과 집밥.......................158

이집트 파라오 람세스 3세 시절 기술자들의 빵 파업..........................162

백의의 천사 나이팅게일과 나쁜 음식, 좋은 음식................................165

미래를 본 천재 셰프, 레오나르드 다빈치와 최후의 만찬과 요리............169

빅토르 위고의 레미라제블과 빵 한 조각..172

존 몬태규 백작의 하와이와 샌드위치..175

4장 건강, 다이어트, 비만 관리　　　　　　　**179**

아이젠하워의 식탁과 TV디너 180

위대한 성인 간디의 식단과 건강한 삶 184

발명왕 토머스 에디슨과 1일 3식 시대의 도래 188

닐 암스트롱의 달 착륙과 우주인의 건강 식단 192

'철의 여인' 마거릿 대처와 달걀 다이어트 196

작가 인터뷰　　　　　　　　　　　　　　**199**

1장
역사적 인물과 건강 습관

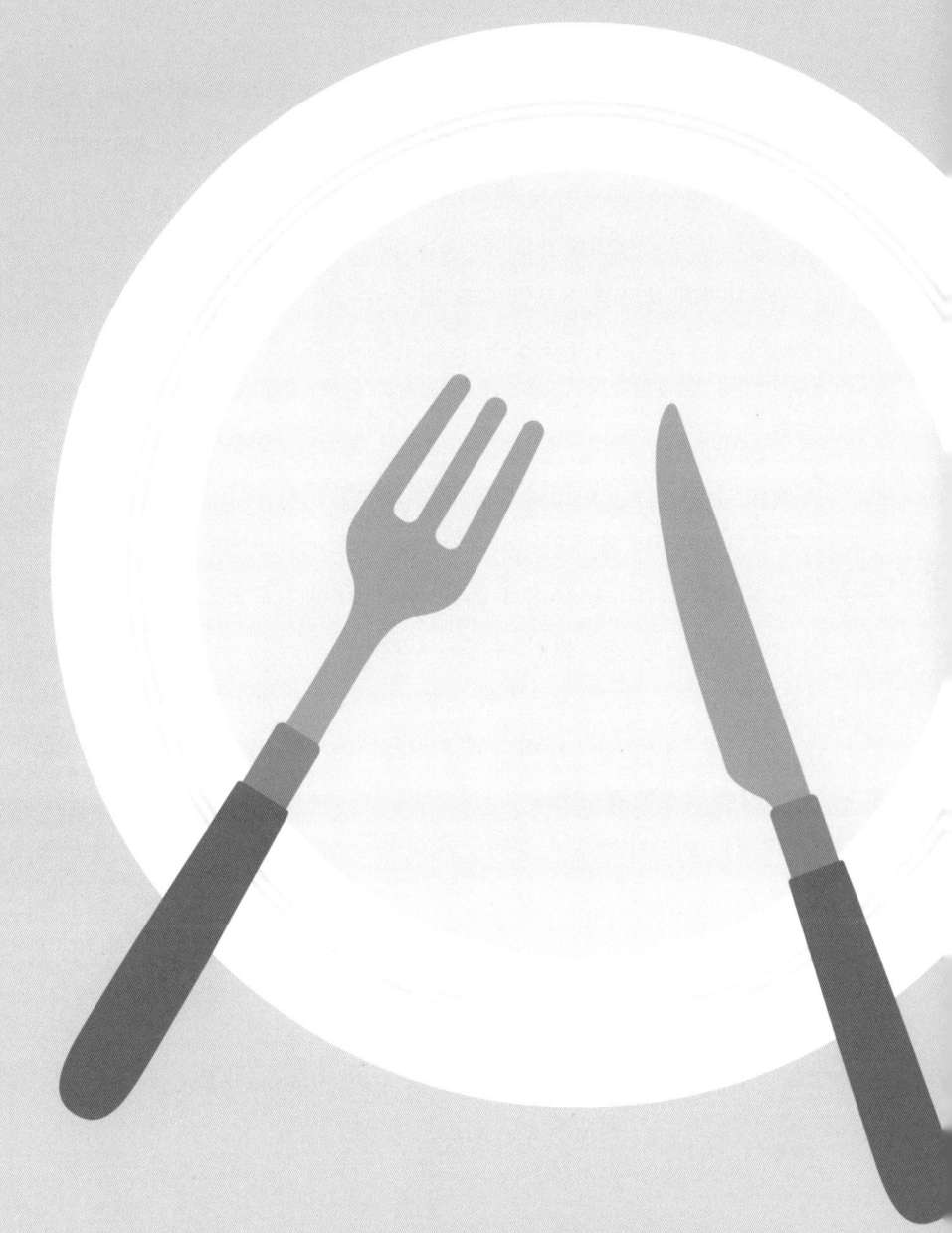

명의(名醫) 세종이
비만 아들 문종에게 내린 3가지 처방

세종대왕은 우리 역사에서 큰 존경을 받는 임금 중 한 명이다. 어질면서 덕이 뛰어난 세종은 아예 성군(聖君)으로 불린다. 성인(聖人)이란 인격이 극히 완성된 사람이다. 인류의 역사를 바꿀 선한 영향력을 실천한 예수, 석가, 공자, 소크라테스를 세계 4대 성인이라고 한다.

한 나라의 운명을 좌우할 수도 있는 존재가 왕이다. 성군(聖君)은 왕 중에서 성인(聖人)이라는 뜻이다. 그만큼 세종은 인격이나 업적 면에서 타의 추종을 불허한다. 젊은 시절 세종은 몸이 비대했다. 세종은 21세에 왕이 됐다. 즉위 첫해인 1418년 10월 9일 조선왕조실록에 세종의 체형이 소개돼 있다. 상왕인 아버지 태종의 증언이다.

"주상(세종)은 사냥을 좋아하지 않으신다. 몸이 비중(肥重)하시다. 마땅히 때때로 나와 노닐어 몸을 존절히 하셔야 한다."

비중(肥重)은 살이 많이 쪄 몸이 무겁다는 뜻이다. 뚱뚱하면 움직이는 게 쉽지 않다. 세종은 사냥에도 관심이 적었다. 신체활동이 줄면 건강을 잃기 십상이다. 상왕인 아버지 태종은 청년이지만 비만이었던 아들 세종의 건강을 걱정한 것이다.

몰입형 인간인 세종은 완벽주의 성향이 짙었다. 평생 일에 빠져 살다가 건강을 잃었다. 무릎통증, 요통, 당뇨, 강직성 척추염, 안질환, 종기 등 다양한 질환으로 고통받았다. 조선왕조실록에는 세종의 질환이 50여 차례나 나온다. '움직이는 병동'이었던 세종은 주위에 안타까운 호소를 했다. "한 가지 병이 겨우 나으면 한 가지 병이 또 생긴다. 나의 쇠로(衰老)함이 심하다."

 아픈 곳이 많았던 세종이었지만 자녀가 많았다. 세종은 18남 4녀를 두었다. 여러 왕자중에서 세종을 가장 닮은 아들이 문종이다. 학문적 관심도, 백성사랑도, 정치력도, 우애도 아버지와 판박이였다. 특히 체격도 닮음꼴이었다.

 질환으로 고통받은 세종은 판박이 체형인 문종에게 입버릇처럼 말했다. "아들아, 걸음이 널 살린다!" 세종은 뚱뚱한 아들의 건강 유지법으로 걷기, 승마, 사냥 이 세 가지를 제시했다. 세종의 아들 건강관리법은 단종 즉위년 9월 23일 실록에 보인다.

 세종은 항상 신하들에게 말씀하셨다. "세자(문종)는 뚱뚱하다. (건강 유지를 위하여) 늘 궁궐에서 걷게 하고, 후원에서 말을 타게 하고, 매 사냥을 하게 하라. 이렇게 하면 혈기가 통한다(世宗常命大臣曰: 世子多膚, 常令習步內庭, 乘馬後園, 至令放鷹, 以通血氣)."

 그러나 아들 문종은 아버지 세종처럼 일에만 빠져 살았다. 효심이 깊은 문종이지만 아버지의 엄명인 '운동의 생활화'는 따르지 않았다. 몸 관리에 신경을 덜 쓴 문종은 등에 난 종기(등창)로 숨졌다. 항생제가 없던 전통시대에 등창은 자칫 목숨을 앗아가기도 했다. 등창이 심하면 욕창이 될 수 있다. 원인 세균이 혈액까지 침범하면 패혈증으로 악화되어 사망에 이를 수도 있다. 문종의 등창은 단순한 염증이 아닌 심각한 질환이었던 것이다.

 문종이 걷기, 승마, 매 사냥을 통한 꾸준한 운동을 했다면 보다 건강했을 것이다. 문종이 운동을 멀리한 이유는 비만에서 찾을 수 있다. 몸에 체지방이 지나치게 축적되면 움직임이 불편해진다. 이는 운동 부족, 체중 증가, 면역력 저하의 악순환으로 이어진다. 운동 부족시, 무엇보다 근골격계 질환에 취약해진다.

 건강관리 핵심은 체중을 줄이는 데 있다. 전신 골격근이 활용되는 대

근육 운동인 '걷기'는 몸에 무리가 없는 체중조절이 가능하다. 또 규칙적인 걷기는 심혈관에도 긍정 영향을 미친다. 승마와 매사냥도 계속 신체의 중심을 잡으며 이동하게 돼 코어근육을 강화하고 유산소운동의 효과를 얻을 수 있다.

세종대왕이 비만관리법으로 제시한 걷기, 승마, 매사냥은 현대 의학의 시각으로도 매우 뛰어난 처방이다. 성군(聖君) 세종의 다른 이름은 유능한 의사(醫師), 명의(名醫)라고 해도 지나친 표현은 아닐 것이다.

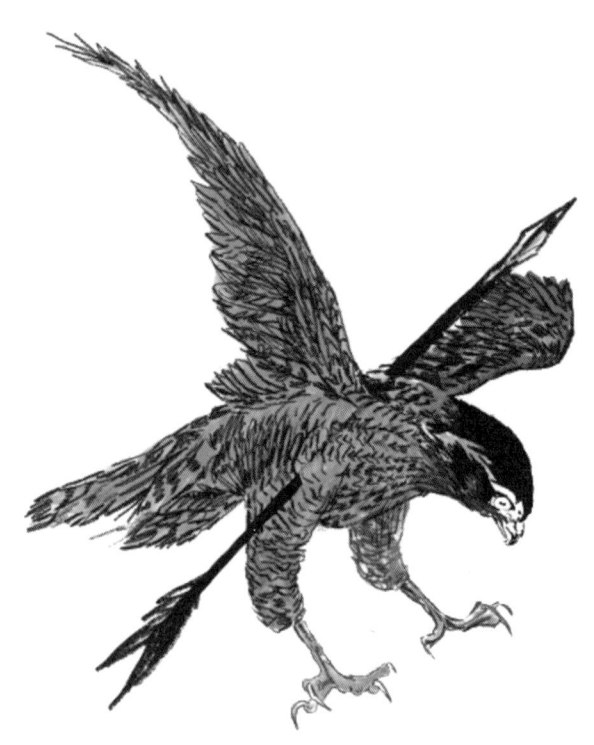

프랑스 비만왕과
사치한 왕비의 진실

작품에는 작가의 주관이 담긴다. 아무리 객관성을 추구한다 해도, 작가는 개인의 철학과 시대상에서 자유로울 수 없다. 보는 이의 풀이도 마찬가지다. 인물에 대한 시각도 예술작품과 다르지 않다. 인물에 대한 평가는 어떤 목적에 의해 왜곡되기도 한다.

세계 근대사의 큰 변곡점 중 하나가 프랑스대혁명이다. 전제 군주제를 타파하고, 민주주의에 한발 다가선 사건이었다. 이 혁명의 동인에는 프랑스 국왕 루이 16세와 왕비 마리 앙투아네트가 있다. 부부에게서는 과장된 소문의 희생양 느낌이 물씬 풍긴다.

당시 프랑스의 왕은 무능했고, 정책은 일관성이 없었다. 앞선 통치자들부터 누적된 재정적자도 심각했다. 설상가상으로, 라이벌 영국을 견제하기 위해 미국 독립전쟁에 돈을 쏟아부었다. 나라 경제는 거의 파탄 지경이었다. 돈이 궁한 왕과 귀족은 세금 고삐를 더욱 당겼다. 1788년 대흉년으로 끼니를 걱정하던 시민들은 벼랑 끝으로 몰렸다.

생활고에 신음하던 시민들은 분노가 극에 달했다. 착취세력에 대한 반감, 신분제에 대한 불만으로 이들은 봉기를 일으킨다. 1789년 7월 14일, 시민들은 바스티유 감옥을 습격했다. 혁명이 시작된 것이다. 이들의 타깃은 무능한 왕 루이 16세와 왕비 마리 앙투아네트로 향했다.

절대 통치자인 왕 부부는 극히 부정적 이미지로 인해 표적이 됐다. 왕은 대식가이고, 왕비는 향락가라는 소문이 돈 것이다. 반정부, 반왕정 투쟁 선봉에 선 사람들은 자극적이고, 부정적인 게 많을수록 좋았다. 왕실의 사치 향락 소문은 정부 전복에 딱 좋은 콘텐츠였다. 왕실과 귀족의 무능과 살이 덧붙여진 사치 향락은 양날의 수레바퀴처럼 밀고 당기며 혁명의 원동력이 되었다.

사치 향락 소문의 일파만파 속에 작가들은 왕을 통통하게 살찐 모습으로 그렸다. 이름 없는 많은 창작가들은 왕비를 망언의 장본인으로 만들었다.

루이 16세는 190cm가 넘는 거구다. 체구가 크면 식사량도 많을 수밖에 없다. 왕을 위한 음식은 넉넉하다. 나랏일을 하는 궁중에서는 고민거리가 많다. 스트레스를 받으면 음식이 당긴다. 이것이 식탐 많은 대식가로 와전된 듯하다.

왕은 평소 족발을 좋아했다. 이 같은 섭생은 체포된 왕과 연관돼 확대 재생산된다. 왕은 혁명군을 피해 오스트리아로 탈출하다 잡혔다. 프랑스 요리 대사전에는 족발을 먹기 위해 시간을 지체하다가 체포된 것으로 서술돼 있다. 근거가 불명확한 소문이 실린 것이다.

루이 16세가 시민이 흥분할 정도의 대식가나 식탐가라는 근거는 미약하다. 오히려 젊은 날의 그는 소식을 했고, 식단도 단출했다. 몸이 마른 편이어서 루이 15세가 걱정할 정도였다. 젊은 날의 초상화는 비만과는 거리가 멀었다. 그럼에도 불구하고 대식가와 비만왕 소문은 성난 시민들의 증오 자극에 부족함이 없었다. 훗날 혁명의 정당성을 강조하기에 좋은 소재였다.

시민들은 왕비에 대해서는 더욱 적대적이었다. 그들은 왕비를 '오스트리아의 암탉'으로 표현했다. 권위를 지닌 왕비가 아닌 폄하와 조롱 대상이었다. 왕비는 프랑스와 대치하던 오스트리아 출신이다. 1792년 프랑스 혁명정부는 오스트리아와 전쟁을 했다. 전황이 프랑스에게 불리했다. 화가 난 시민들은 감정의 화살을 마리 앙투아네트에게 쏘았다. 그녀를 오스트리아의 첩자로 의심한 것이다.

특히 시민들은 '사치하는 왕비'를 지극히 미워했다. 왕은 왕비에게 작은 궁전인 프티 트리아농을 선물했다. 또 왕비는 많은 행사를 직접 주관했다. 이전의 왕비들과는 다른 행보였다. 이는 배고픈 시민들의 눈살을 찌푸리게 하는 결과가 되었다.

나라의 빈 곳간, 배고픈 서민의 이유를 궁중의 사치, 왕비의 향락으로도 돌렸다. 왕비에 대한 부정적 인식은 뜬소문으로 확대된다. "빵이 없으면 고기를 먹으면 된다." 왕비가 배고픔에 아우성치는 시민들에게 했다는 말이다. 빵이 없음은 먹을 게 없다는 표현이다.

그런데 상황인식 없이 '고기를 섭취하라'고 했을까. 바보가 아닌 이상, 말할 수 없는 내용이다. 성난 시민의 공분을 증폭시키는 망언임을 모를 리 없기 때문이다. 한편에서는 고기가 아닌 케이크와 브리오슈라는 설이 있다. 그러나 고기든, 케이크든, 브리오슈든 마리 앙투아네트의 발언에 대한 진위는 확인되지 않는다. 이는 그녀를 비난하기 위해, 조롱하기 위한 악의적 헛소문일 가능성을 시사한다.

결국 우여곡절 끝에 왕과 왕비는 단두대에서 생을 마감한다. 백성의 손에 참형된 슬픈 운명의 왕과 왕비가 떠난지도 200년이 훌쩍 넘었다. 또 지난날 일방적인 시각과 다른 재평가도 이뤄지고 있다. 그러나 비만왕과 사치의 왕비라는 오명이 완전히 가시지는 않았다.

사람은 누구나 이성적이지 못하고, 합리적이지 못한 면이 있다. 보고 싶은 것만 보고, 듣고 싶은 것만 듣고, 믿고 싶은 것만 믿는 경향도 있다. 루이 16세와 마리 앙투아네트 이야기, 이 글을 읽는 독자들은 과연 무엇을 믿고 싶을까.

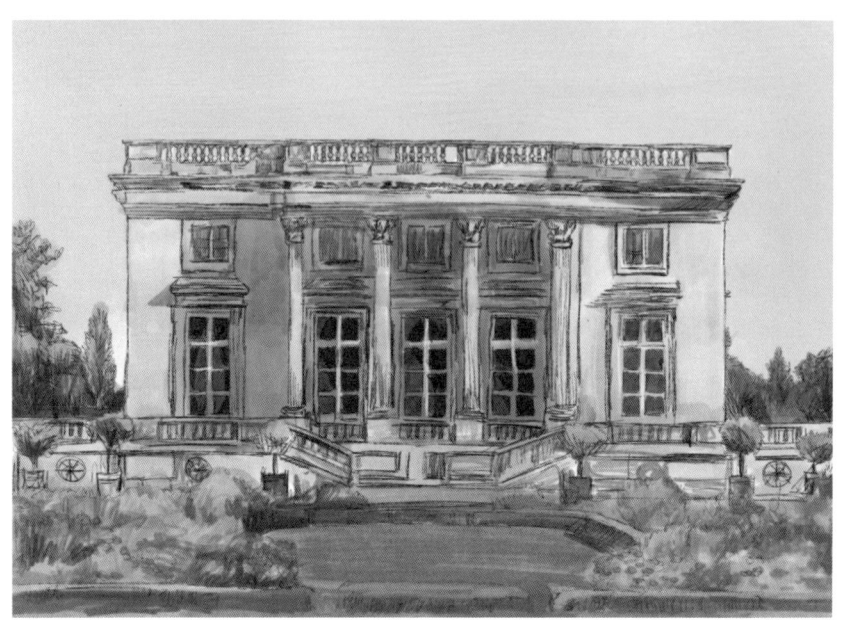

근대 영국의 밑그림을 그린 비만왕 헨리 8세의 이혼 소송

'해가 지지 않는 나라' 대영제국의 기틀은 튜더 왕조(The Tudor Dynasty) 때 마련됐다. 튜더 왕조는 헨리 7세가 등극한 1485년부터 엘리자베스 1세가 통치한 1603년까지로 약 120년 동안 지속됐다. 6명의 군주가 다스린 튜더 왕조 때 영국은 유럽의 2등 국가에서 1등 국가로 도약했다. 왕들은 중앙집권화, 관료화, 종교개혁에 성공하며 강력한 왕권을 행사했다.

튜더 왕조를 연 헨리 7세는 잉글랜드의 내분인 장미전쟁을 결혼정책으로 종식시켰다. 그는 한 걸음 더 나아가 정략결혼으로 나라의 위상을 드높였다. 당시 잉글랜드는 유럽의 변방이었다. 헨리 7세는 큰아들 아서를 캐서린 공주와 혼인시켰다.

캐서린은 에스파냐의 공동 통치자인 아라곤의 페르난도2세와 카스티야의 이사벨라 여왕의 딸이다. 그런데 아서가 혼례식 전에 사망했다. 이에 둘째 아들 헨리를 대타로 내세워 결혼을 성사시켰다. 또 큰딸 마거릿은 스코틀랜드 왕 제임스 4세의 배우자로 보냈다.

형수로 예정된 캐서린 공주와 혼인한 헨리 8세(1509~1547년)는 아일랜드를 식민지로 삼고, 웨일즈를 병합하고, 스코틀랜드를 영향권에 두었다. 프랑스와의 전쟁에서 대승을 거두는 등 군사력에서 괄목할 만한 성과를 이뤘다. 또 영국 성공회를 만들어 스스로 수장이 되었다.

오늘날 영국의 초석을 놓은 헨리 8세는 6명의 왕비를 두었다. 그러나 사랑이 아닌 정략적 결합이었고, 결말은 비극이었다. 여섯 차례의 혼인을 하고, 2명의 왕비와는 이혼했다. 1명의 왕비와는 사별했으나 2명의 왕비는 간통과 모반죄를 씌워서 처형했다.

첫 왕비인 캐서린은 5명의 자녀를 낳았다. 그러나 어린 나이에 모두 죽고 딸 메리만 생존했다. 왕자 집착증에 걸린 헨리 8세는 캐서린과 이혼을 원했다. 그는 교황청에 "캐서린은 형인 아서와 결혼했다. 그렇기에 나와의 혼인 관계가 성립되지 않는다"며 혼인무효를 요청했다. 반면 캐서린은 "나는 아서와 부부관계를 맺지 않았다. 그렇기에 그와의 결혼이 무효이고, 헨리와의 결혼이 적법하다"고 반박했다.

이에 대해 교황청은 캐서린의 입장을 옹호했다. 교황이 캐서린의 조카인 에스파냐 국왕이자 신성로마제국 황제인 카를로스 1세의 눈치를 본 결과였다. 분노한 헨리 8세는 교황청과의 관계 단절을 선택했다. 교회가 왕에게 종속되는 영국 성공회를 만든 뒤 이혼했다.

그는 캐서린의 시녀였던 앤 볼린과 재혼한다. 앤 볼린은 딸을 낳은 뒤 바라던 아들을 출산했다. 그러나 신생아는 곧 숨졌다. 헨리 8세는 그녀를 간통과 근친상간 죄목을 덮어씌워 처형했다. 네 번째 왕비는 초상화 미인인 클레베의 왕녀 앤이다. 영국 궁정화가가 독일을 방문해 그린 그녀의 초상화는 매우 아름다웠다. 헨리 8세는 독일 공국의 공주인 앤에게 청혼했다.

이 결혼은 프랑스 국왕과 신성로마제국 황제를 견제하는 정치적 행위이기도 했다. 그런데 앤의 미모는 기대와는 달랐다. 헨리 8세는 이혼을 선택하고, 결혼을 주선한 토마스 크롬웰을 처형했다. 헨리 8세는 17세의 어린 캐서린 하워드를 아내로 맞았다. 애교 많고 발랄한 소녀를 만난 그는 "굴곡 많은 결혼사에 완벽한 여인을 보내 주신 신에게 감사드린다"는 기도를 할 정도였다.

그러나 행복도 잠깐이었다. 어린 아내의 과거를 안 왕은 분노에 치를 떨었고, 왕비 후보가 남자 관계를 숨기면 반역이라는 법도 만들었다. 어린 왕비는 결혼 2년 만에 참수된다. 왕은 두 차례 남편과 사별한 30대 여인 캐서린 파와 혼인했다.

헨리 8세는 불행한 결혼사에도 불구하고 계속 왕비를 맞았다. 그의 변명은 '아들을 얻기 위해서'였다. 그러나 중년이 된 그는 생산능력이 떨어져 있었다. 마지막 왕비와 무난하게 4년을 살았으나 자녀는 없었다. 그런데 왕이 숨진 뒤 재혼한 왕비는 아들을 낳았다.

중년의 헨리 8세는 고도비만에 시달렸다. 키가 188cm인 그의 체중은 143kg에 이르렀다. 정상생활이 힘든 몸이었던 셈이다. 균형 잡힌 몸매에 잘생긴 지난날의 모습은 찾아볼 수 없었다. 멋지고, 당당하고, 날렵한 몸매는 넉넉한 풍채에서, 다시 뚱뚱하게 변했다. 잦은 향락에, 식탐도 갈수록 심해진 탓이었다. 몸이 비대해지면서 각종 성인병에 시달렸다. 혈액순환에 이상이 있었고, 허벅지와 종아리 염증은 갈수록 심해졌다. 성인병에 시달린 비만왕은 55세에 숨졌다.

헨리 8세는 근대 영국의 밑그림을 그리고, 대영제국의 기틀을 마련했다. 또한 정치적으로도 성공한 왕이다. 유럽의 르네상스와는 구별되는 잉글랜드만의 독립적인 비전을 제시하고 채택했다. 하지만 가정적으로는 실패했다. 그의 변명대로 아들을 낳고 싶어했으나 비만으로 인해 생식 기능도 떨어졌을 것이다. 만약 그가 젊은 날에 몸 관리를 잘했다면 어땠을까. 무고한 왕비들의 가슴 아픈 역사는 달라지지 않았을까.

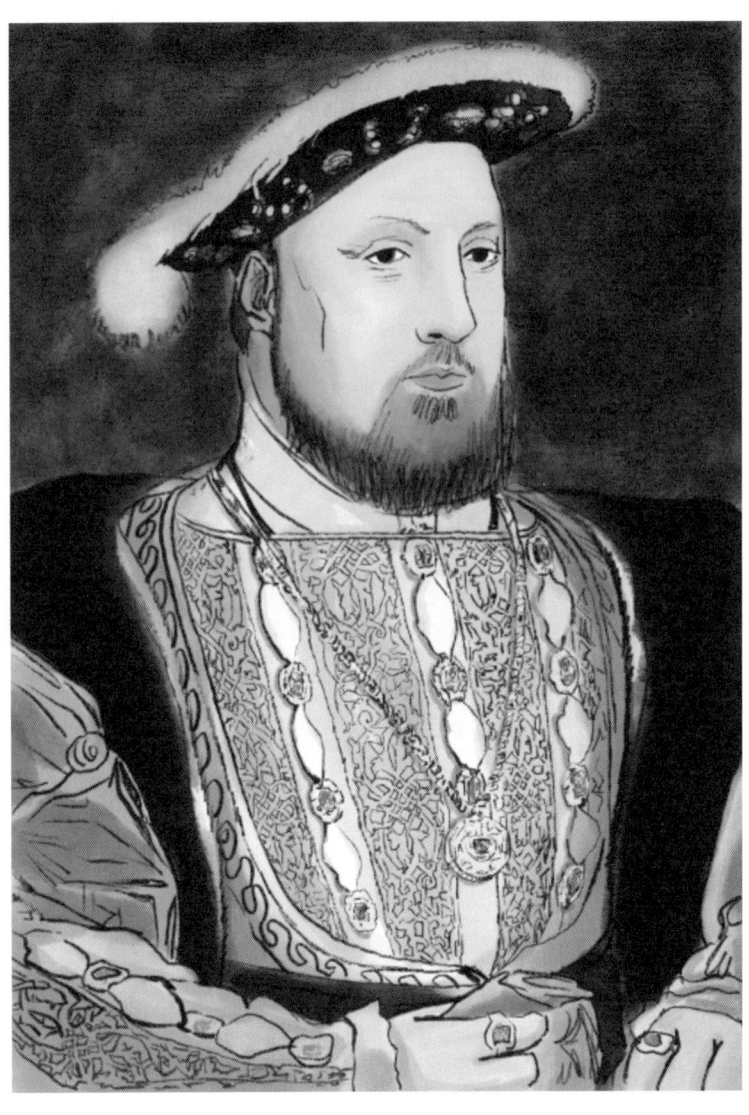

준수한 몸매의 나폴레옹은
어떻게 비만체형이 되었을까

"그의 생애는 지난 1천 년 중 가장 뛰어났다. 분명 위대하고 특출한 인물이다. 생애만큼이나 자질도 비범했다."

프랑스의 군인이자 황제인 나폴레옹(1769~1821년)에 대한 평가다. 1800년대 프랑스의 전설적인 외교관인 샤를모리스 드 탈레랑페리고르는 나폴레옹을 아주 뛰어나고 대단한 사람으로 묘사했다.

그런데 나폴레옹은 사실 '일그러진 영웅'이다. 프랑스의 변두리인 코르시카 섬에서 태어난 그는 운명을 개척한 '난 사람'이다. 뛰어난 판단력과 군사적 재능으로 프랑스 혁명 전쟁을 승리로 이끌었고, 유럽도 석권했다. 그러나 '된 사람'은 아니었다. 쿠데타로 정권을 쥐고, 나아가 스스로 황제가 되었기 때문이다.

나폴레옹 전쟁은 유럽에 프랑스 혁명 정신을 전파시키는 효과로 나타났다. 그러나 결과가 좋다고 행동이 미화될 수는 없다. 그는 유럽을 전쟁의 화염에 휩싸이게 했다. 또 그의 황제 등극은 시민혁명을 되돌리는 역사적 퇴행이었다.

그럼에도 불구하고, 그의 난관을 이겨내는 의지와 자신감은 분명 위대했다. 나폴레옹의 자신감은 외모에서도 넘쳤다. 청년 시절의 날렵한 몸매를 영원히 유지할 것으로 생각했다. 그는 사관학교 친구로 제1통령 시절의 비서인 부리엔에게 "나는 마른 체형이다. 40대가 되어도 뚱보는 되지 않을 듯하다"고 했다.

그러나 중년의 나폴레옹은 비만형으로 변해 있었다. 그는 1815년에 벌어진 워털루 전투에서 패한 뒤 영국령 세인트헬레나 섬에 유배된다. 그를 아프리카 본토에서 서쪽으로 1,900km 떨어진 외딴 섬에 호송한 인물이 노섬버랜드호의 함장 로스다. 희대의 거물인 나폴레옹은 적국의 호송 책임자로부터 좋은 평가를 받을 수 없었다.

로스는 1천 년 내의 특별한 인물로 추앙되기도 하던 나폴레옹을 배가 볼록한 뚱뚱보로 기록했다. 걸음걸이도 뒤뚱거린다고 묘사했다. 걸음걸이는 파도가 거센 바다에 익숙하지 않은 탓도 있다. 이를 감안해도 청년 시절의 준수한 몸매와는 거리가 멀었다. 나폴레옹은 30대 후반부터 몸이 불기 시작했다. 살이 찐 이유는 크게 3가지로 생각할 수 있다.

첫째, 악성루머로 인한 스트레스다. 나폴레옹은 1806년에 폴란드 바르샤바를 점령했다. 이곳에서 20대 유부녀인 마리 발레프스카 백작 부인을 만나 사랑에 빠진다. 나폴레옹은 그녀를 이혼시키고 파리로 데려왔다. 여인은 아들을 낳았다.

이에 불안을 느낀 나폴레옹의 아내 조세핀은 헛소문을 퍼트렸다. "내가 아내이니까 잘 아는데, 황제는 생산 능력이 없다." 이 같은 소문은 유럽 전역으로 퍼졌다. 이는 마리 발레프스카가 낳은 아들이 나폴레옹 핏줄이 아니라는 의미였다.

이에 대해 나폴레옹은 "근거 없는 악의적인 소문이다. 아들은 내 핏줄"이라고 단언했다. 하지만 아들에게 자신의 성(姓)은 주지 않았다. 나폴레옹은 아내 조세핀을 목숨처럼 사랑했다. 또 연인 마리 발레프스카에게서 심쿵한 사랑을 느꼈다.

나폴레옹은 두 여인의 사랑 쟁탈전에 심한 스트레스를 받았다. 스트레스를 받으면 분비되는 코티졸 호르몬은 식욕을 증진해 과식이나 폭식을 유도하고 몸에 지방을 쌓이게 한다. 공교롭게 이 무렵부터 나폴레옹은 살이 찌기 시작했다.

둘째, 좋지 않은 식습관이다. 나폴레옹은 빨리 그리고 대충 먹었다. 식단도 탄수화물 위주였다. 나폴레옹은 유배되는 과정에서 노섬버랜드호 함장 로스로부터 식사 초대를 받았다. 함장과 대화하며 비슷하게 식사를 마치는 게 예의다. 또 일행이 식사를 마친 뒤 일어서는 게 상식이다. 그런데 나폴레옹은 말없이 후다닥 음식을 비우고 일어섰다. 이는 적국 함장에 대한 불편함의 표시일 수도 있으나 그의 평소 식탁 습관이라는 게 역사가들의 평이다.

그는 전쟁터에서는 물론 편안한 궁에서도 후다닥 식사를 했다. 그가 식탁에 앉아있는 시간은 대부분 10분을 넘기지 못했다. 특히 전쟁터에서는 말 위에서 영양 불균형의 식사를 하기도 했다. 빵 한 조각에 탄수화물 위주로 대충 때우는 형국이었다.

셋째, 식후 바로 눕는 습관이다. 나폴레옹은 수면시간이 길지 않았다. 여건에 맞게 짧은 토막잠을 즐긴 그는 대충대충, 빨리빨리 식사 뒤 소파에 눕는 행동이 적잖았다. 식사량이 많지 않은 소식가인 그가 비만이 된 이유는 식사 직후 수면과 운동 부족도 큰 부분을 차지했을 듯싶다.

한 시대를 풍미한 영웅은 세인트헬레나 섬 유배 6년 만에 숨졌다. 나이는 51세였다. 그가 고통받은 위장질환과 비만 그리고 죽음은 극심한 스트레스, 빨리 먹는 식습관, 식후 바로 눕는 행동과 연관성이 깊다.

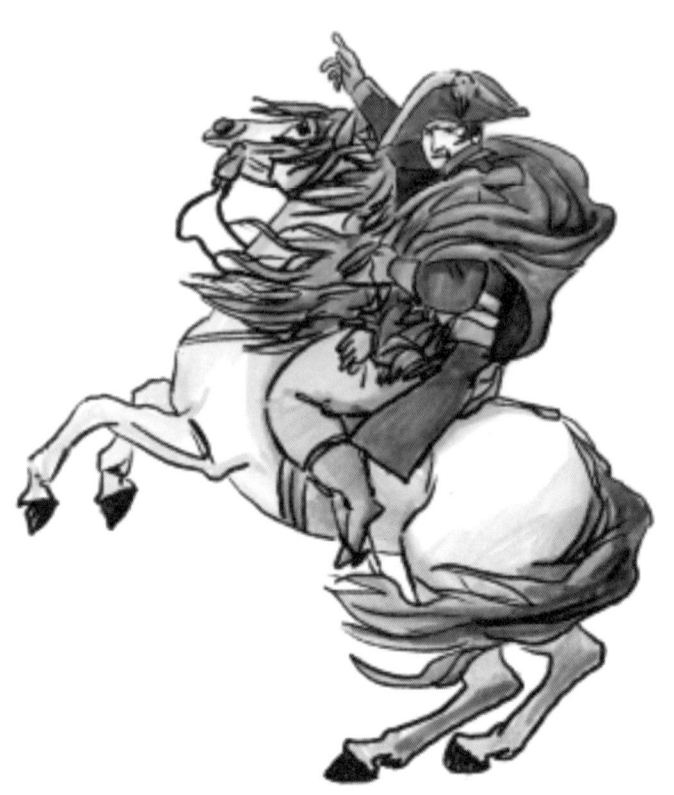

영국국왕 조지 6세와 미국 대통령 루스벨트의 핫도그 외교

영화에 나오는 유럽 왕족의 식탁을 보면 아주 풍성하다. 유럽 왕족 중에서도 영국 왕족은 세계적으로 유명하다. 전통적으로 영국 왕실의 식탁도 풍성했다. 그러나 현대의 영국 왕족은 개인 취향이 강하다.

최근 타계한 엘리자베스 여왕과 왕위를 계승한 찰스 3세의 음식 취향은 비교적 평범하다. 영국 왕실에 관한 기록물에 따르면, 그들은 생과일주스, 계란반숙, 피망, 햄버거 등과 친숙했다. 반면 식도락가인 필립 공은 도요새 요리를 찾는 등 평범한 시민의 식성과는 달랐다.

현대 영국의 왕은 정치 실권이 없다. 직접 정치를 하지 않는다. 그러나 나라를 대표하는 상징적 존재로, 자국민에 대한 영향력이 지대하다. 다른 나라 시민에게 긍정적인 영국에 대한 이미지를 만드는 데에 있어 엄청난 파급력이 있다. 영국 왕은 다른 나라 방문 시 상대국 문화를 적극 수용하는 제스처를 취한다. 영국에 대한 친근한 이미지를 자연스럽게 조성하려는 외교 행위다.

엘리자베스 여왕의 아버지인 조지 6세(1895~1952년)는 세계 곳곳에 영국의 긍정적인 이미지를 심었다. 인종차별이 만연하던 시절 자메이카에서 흑인과 테니스를 쳤고, 남아공 방문 때는 흑인과 악수를 막는 경호원에게 분노했다.

조지 6세의 외교 중 걸작은 미국 대통령 루스벨트와의 만남이다. 1930년대 후반의 유럽과 아시아에는 전운이 감돌았다. 팽창 정책을 취한 히틀러의 독일과 무솔리니의 이탈리아, 제국주의 일본은 국제사회의 시한 폭탄 뇌관이었다. 유럽 나아가 세계질서를 재편하려는 독일 등의 세력과 기존질서를 유지하려는 영국 프랑스 등과의 전쟁은 불가피한 상황이었다.

이미 일본은 1937년 7월 7일 중국 침략에 나선 상태였다. 독일과 이탈리아가 전쟁을 일으키면 세계대전으로 비화되는 극히 위험한 시기였다. 나치 독일은 1939년 9월 1일 폴란드를 침공했다. 이에 영국과 프랑스는 독일에 선전포고를 한다.

독일이 폴란드를 침략하기 1년 전인 1938년이다. 조지 6세는 조용히 캐나다를 방문할 큰그림을 그렸다. 전쟁 억제를 위한 노력과 전쟁이 일어났을 때 방어선 구축 등 전략적인 대응을 논의하려는 목적이었다. 이때 미국 정보기관은 조지 6세의 계획을 탐지했고, 대통령 루스벨트는 영국 국왕에게 초대장을 보냈다.

명목은 공식 일정이 없는, 하이드파크라는 조용한 시골에서의 휴양이었다. 왕의 방문은 미국과 영국의 관계 개선에 큰 도움이 된다는 설명도 덧붙였다. 조지 6세는 '양국 관계 증진에 도움이 된다면'이라며 초대에 응했다.

조지 6세와 루스벨트는 표면적으로는 정치를 내세우지 않았다. 그러나 둘에게는 고도의 정치적 계산이 있었다. 조지 6세는 캐나다 방문 시 집중될 관계국들의 시선 분산 효과를 생각했다. 실제로 조지 6세가 루스벨트와의 첫 만남 때 캐나다 수상 맥켄지 킹이 동석했다. 이 자리에서 영국 미국 캐나다의 전략적 관심사와 향후 일어날 전쟁과 국제질서가 논의됐다.

루스벨트 입장에서는 국민들의 영국에 대한 좋지 않은 감정을 누그러뜨려야 했다. 미국은 영국의 식민지였다. 1차대전 때는 당초 중립을 선언했다. 그러나 영국 배에 탄 자국민들이 숨지면서 전쟁에 휘말리게 됐다. 시민민주주의, 대통령제를 택한 미국인들에게 왕정의 상징인 영국이 달갑지는 않았다. 이러한 이유로 미국 시민들 사이에서는 영국에 대한 반감이 널리 퍼져 있었다.

그런데 국제정세는 나날이 변했다. 루스벨트는 영국과의 군사 동맹 필요성을 느꼈다. 이를 위해서는 민심이 영국에게 우호적이어야 한다. 근엄함과 권위의 상징인 영국 국왕이 서민적인 행보를 보이고, 시민 민주주의를 인정하면 여론이 바뀔 것으로 계산했다.

마침내 조지 6세는 1939년 6월에 영국 군주로서 처음으로 미국을 방문했다. 조지 6세는 루스벨트가 설계한 그림을 수용했다. 루스벨트의 하이드파크 사저에서 벌어진 피크닉에 참석했다. 공개된 야외에서 소박한 식사를 했다. 평범한 시민과 같은 모습을 열연했다. 연회의 정점은 핫도그였다.

국왕 부부 앞에 낯선 음식인 핫도그 2개가 나왔다. 왕비는 먹는 방법을 물었고, 루스벨트는 '핫도그를 한 손으로 들고, 다른 손으로 받쳐서 입에 넣고 조금씩 씹어가며 드시면 됩니다'라고 답했다. 왕비는 익숙지 않은 음식을 포크와 나이프를 이용해 먹었다. 반면 조지 6세는 미국 시민들과 똑같이 손으로 쥐어서 입에 넣으면서 맛있게 먹었다.

조지 6세의 핫도그 식사는 영국의 왕이나 미국의 서민이나 음식에서, 나아가 인간으로서 평등하다는 메시지가 되었다. 핫도그 회식은 미국 시민들의 영국에 대한 불편한 감정을 봄날의 눈처럼 사라지게 했다.

독일이 원조인 핫도그는 미국에서 서민 음식으로 꽃을 피웠다. 또 핫도그는 2차 세계대전에서 영국과 미국의 연합국이 독일에 승리하는 실마리의 출발점이 되었다. 미국 서민의 음식을 맛있게 먹은 영국 국왕과 이를 기획한 미국 대통령의 외교 승리라고 할 수 있다.

미국인은 핫도그를 1년에 평균 50개를 먹는다는 통계가 있다. 우리나라에서도 가정 간편식으로 꽤 인기가 있다. 핫도그 스토리를 생각하며 먹으면 더 맛이 있을 듯하다. 다만 칼로리와 당분이 높은 핫도그를 지나치게 많이 섭취하면 비만이나 당뇨 등 대사성 질환의 위험성이 높아질 수 있다. 따라서 가끔씩 별미로 즐기는 것이 바람직하다.

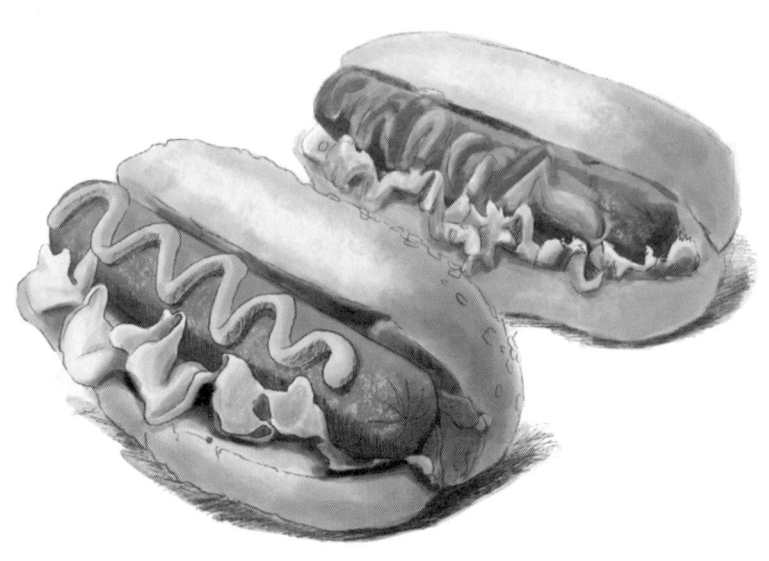

예측을 깨는 사나이, 윈스턴 처칠의 비만과 장수

"나는 많은 걸 성취했는데, 결국은 이룬 것이 없다." 영국의 정치가 윈스턴 처칠이 한 말이다. 처칠은 영국인들에게 희대의 천재문학가 셰익스피어보다, 만유인력의 법칙을 발견한 아이작 뉴턴보다 위대한 인물로 기억된다.

2002년 BBC는 시청자 3만 명을 대상으로 '위대한 영국인 100명'에 대한 의견을 물었다. 그 결과 처칠이 수많은 역사 인물을 제치고 랭킹 1위에 올랐다. 무려 28.1% 시청자가 그를 최고의 인물로 꼽았다. 그는 영국인에게 단순한 정치인이 아니다. 국가를 수호한 위대한 인물이다. 그래서일까. 국가적 어려움이 있을 때마다 영국 언론은 '처칠은 이럴 때 어떻게 했을까'라는 유형의 기사를 쓴다.

처칠은 유명한 정치인으로 알려져 있다. 뛰어난 리더십으로 제2차 세계대전에서 영국을 승리로 이끈 지도자다. 공포에 맞서 싸워 이긴 승리자다. 처칠은 위기 대처 철학에 대해 다음과 같이 말했다.

"위기 상황에서 절대로 도망치지 말라. 물러서면 위험이 두 배로 늘어난다. 그러나 결연하게 맞서 싸우면 위험은 절반으로 준다. 어떤 일이 닥쳐도 절대로 물러서면 안 된다. 절대로!"

위기에 정면으로 맞서 승리한 처칠은 총리를 두 번이나 지낸 거물이다. 명연설과 탁월한 유머 감각은 널리 알려져 있다. 그런데 처칠은 예측을 깨는 사나이며 연구 대상이라고 할 수 있다. 인간 처칠은 정치인 외에도 다양한 각도로 살필 수 있다.

첫째, 그는 화가였다. 처칠은 제1차 세계대전 무렵에 해군장관이었다. 그러나 갈리폴리 전투에서 영국군이 참패를 당한 뒤 장관직에서 물러났다. 이로 인해 생긴 우울감을 잊고자 그림을 그리기 시작했다. 그는 풍경화를 그렸다. 그림 수준은 아마추어를 넘어섰다. 피카소가 전업 작가로도 충분하다고 할 정도였다. 2015년 경매에서 한 작품이 30억 원에 팔렸다.

둘째, 그는 노벨문학상 수상자다. 처칠은 1953년 제2차 세계대전이라는 작품으로 노벨문학상을 받았다. 세계적 문호인 헤밍웨이를 제치고 안은 영광이다. 인세는 삶을 풍족하게 살 수 있는 액수였다. 요즘 금액으로 치면 약 2,000만 달러의 거금이다. 처칠은 귀족 집안 출신이지만 씀씀이가 헤픈 데다 도박도 해 늘 돈에 쪼들렸다. 사업가들의 도움으로 경제 생활을 하는 상황이었다. 결국 그의 경제력은 인세로는 버틸 수 없는 상황이 되었다.

셋째, 영국 국왕 조지 6세는 그가 총리로 취임하는 것을 싫어했다. 처칠이 1940년 처음 총리가 되었을 때 나이는 66세였다. 당시 영국 등 유럽의 분위기는 팽창하는 독일을 두려워했다. 독일에게 양보하고, 히틀러를 달래서 공존하고 싶어했다. 처칠은 이에 대해 나치 독일의 야망을 계속 경고했다.

결국 1940년 5월 독일이 벨기에를 침공하자 영국 총리 체임벌린이 사임했다. 영국 국민들은 이 자리에 처칠이 앉기를 원했다. 그러나 국왕 조지 6세도, 사임하는 체임벌린도, 집권 보수당 동료들도 그를 탐탁지 않게 여겼다. 오히려 야당인 노동당과 민주당 그리고 공무원과 군인들이 처칠을 지지했다.

이 같은 이색 경력의 처칠은 의사인 필자에게도 흥미로운 인물이다. 그는 우울증을 극복했고, 재미있는 식생활을 했으며 그럼에도 불구하고 건강을 유지했기 때문이다.

그는 우울증을 앓았다. 이는 집안 내력이었다. 재무장관을 지낸 아버지가 우울증으로 삶을 달리했고, 자녀도 알코올에 빠지는 등 일반적이고 평범한 삶과는 거리가 있었다.

처칠은 우울감을 '평생 따라 다니는 검은 개(블랙독)'로 불렀다. 우울증을 친구로 대하며 살았다. 그가 하원의원에서 물러난 89세 황혼에는 기력 쇠약과 함께 우울한 감정에 빠지곤 했다. 그는 울적할 때 '내가 많은 것은 이루었는데, 지금 보면 이룬 게 없다'고 탄식하곤 했다. 그러나 처칠은 우울감에 무너지지 않았다. 우울감을 뛰어넘는 열정으로 일에 매진했다. 그 결과 그는 90세까지 장수했다.

또 그는 엄청난 대식가다. 처칠은 아침부터 고칼로리 음식을 섭취했다. 식탁은 달걀, 구운 고기, 시리얼, 베이컨, 토스트, 치즈에 홍차로 꾸며졌다. 왕성한 식욕은 80대까지도 계속됐다.

여기에 습관적으로 독한 담배를 입에 물고 살았고, 독한 위스키를 곧잘 물 마시듯 했다. 그는 음주에 대해 '잃는 것보다 얻는 게 많다'는 말을 하기도 했다. 게다가 별다른 운동도 하지 않았다.

당연히 몸은 점점 불었다. 비만은 심혈관질환 등 대사질환 위험을 높인다. 처칠은 78세에 뇌졸중으로 왼쪽 몸이 마비될 때까지는 큰 이상이 없는 듯했다. 하지만 그는 중년부터 심혈관 질환을 앓았다. 처칠은 1945년 전쟁 후의 국제질서를 논의하기 위해 루즈벨트 미국 대통령, 스탈린 소련 공산당 서기장과 얄타에서 회담했다. 당시 3명의 정상은 모두 심혈관질환이 있었다. 병세가 회담의 결과에 약간 영향을 주었다는 시각도 있다.

비록 윈스턴 처칠이 90세까지 장수했지만 완전한 건강체는 아니었던 셈이다. 선천적으로 강한 체질인 그가 운동과 식단 관리로 비만에서 벗어나고, 금연과 절주를 했다면 더 건강하고 행복한 노후를 보내지 않았을까.

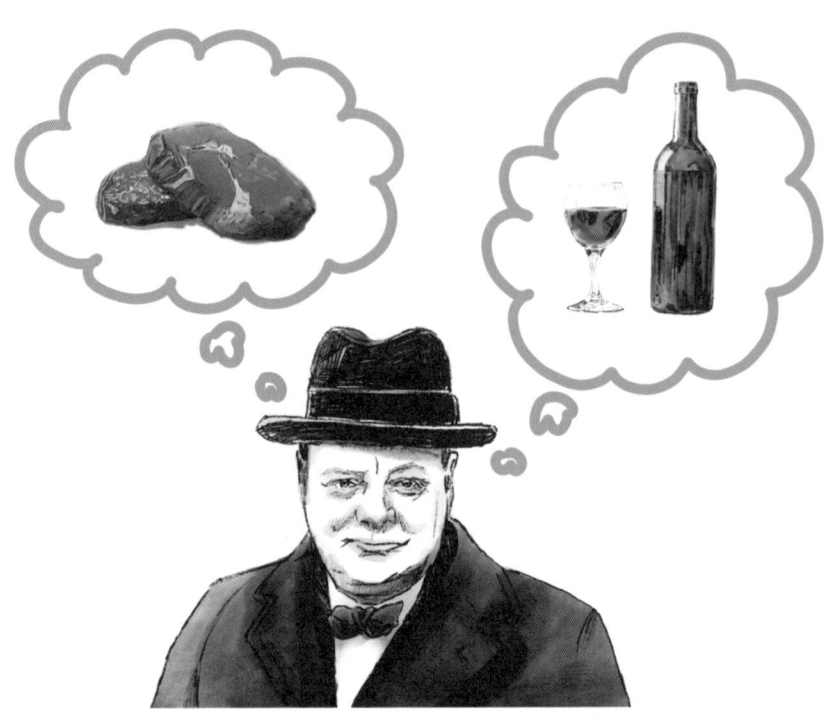

91세까지 장수한 싱가포르 국부
리콴유의 건강 3가지 비결

　도시국가 싱가포르는 국제금융의 허브다. 국제 문제의 중재자 역할에 대한 비중도 높다. 아시아 동남부 말레이반도 최남단에 자리한 싱가포르는 지리적으로 군사적, 경제적 요충지다. 그러나 1965년 말레이시아 연방으로부터 축출돼 독립 당할 때는 산업기반이 취약하고, 다민족이 혼재하는 제약점이 많은 작은 나라였다. 전형적인 제3세계의 모습이었다. 그러나 지금의 싱가포르는 당당한 제1세계로 평가되고 있다.
　싱가포르의 고속성장은 리콴유(李光耀 1923~2015년)의 리더십과 연관이 깊다. 싱가포르의 국부로 불리는 리콴유는 혈통적으로 한족의 일파인 객가인(客家人)이다. 중원에 살던 객가인은 전쟁이나 사회 혼란을 피해 중국대륙 남쪽을 비롯하여 동남아시아 등으로 상당수가 이주했다.
　난민인 이들은 생존력이 무척 강했다. 중화권의 유대인으로 불릴 정도로 억척스럽게 일한 이들은 점차 경제적으로 안정을 이루었다. 자연스럽게 교육 기회도 많아지는 가운데 이주 지역의 지도층으로 성장하는 사례가 늘었다.
　리콴유의 고조부는 광동성에서 싱가포르로 이주했다. 3대째 영국령 싱가포르에 살던 리콴유의 아버지 리친쿤은 부유한 데다 교육수준도 높았다. 영어에 능통한 리친쿤은 아들에게 영어 이름을 해리(Harry)로 지어줬다. 경제적으로, 정서적으로 풍요로운 집안에서 자란 리콴유는 두뇌도 비상했다. 명문인 래플스 칼리지에 수석 입학을 했고, 졸업성적은 싱가포르를 포함한 말레이연방 전체 2등이었다. 수석은 훗날 아내가 되는 콰걱

추(柯玉芝)였다.

그는 영국의 정책에 영향을 받은 유소년기를 보냈다. 그의 생각이 바뀐 것은 1941년 태평양 전쟁 때다. 일본이 영국을 물리치고 싱가포르를 점령했다. 백인 영국군이 황인 일본군에게 패배하는 모습을 본 리콴유는 기존의 고정관념을 버리게 되었다. 싱가포르의 미래를 영국에 의존할 수 없다고 느꼈다. 전쟁이 끝난 뒤 영국의 런던 정치경제대학교(LSE)와 케임브리지대에서 공부한 그는 귀국 후 정치 활동을 시작했다.

싱가포르의 운명은 요동쳤다. 1959년 영연방 자치령, 1963년 말레이시아연방, 1965년 독립으로 급변했다. 리콴유의 자서전에 의하면 그는 일생 동안 4개 나라의 국가(國歌)를 불러야 했다. 신이여 여왕을 보우하소서(영국), 기미가요(일본), 나의 조국(말레이시아), 전진하는 싱가포르(싱가포르)다.

자치정부 때부터 총리를 지낸 리콴유는 독립 후에도 26년간 국가의 최고 지도자로서 도시국가를 통치했다. 그는 이 기간에 민족적 갈등을 잠재우며, 인구 300만 명의 싱가포르를 세계적인 공무원 청렴 국가, 세계적인 금융과 물류의 중심지로 변화시켰다. 리콴유는 1990년 총리에서 물러났으나 그의 영향력은 사실상 91세로 숨진 2015년까지 지속됐다.

20세기의 업적 많은 지도자 중 한 명으로 꼽히는 그는 우생학적 정책을 펼쳤다. 발전을 위한 명분으로 여러 분야의 목소리를 억압하는 명백한 반인권 행위도 서슴지 않았다. 그러나 그는 이를 싱가포르 발전을 위해서는 불가피한 선택으로 합리화했다. 경제학자 파레토는 소득과 생산의 '80:20' 통계 법칙을 발표했다. 유럽제국을 조사한 결과 상위 20%가 전체 부(富)의 80%를 갖고 있다는 통계다. 상위 20%가 매출 80%를 창출한다는 시각이다.

리콴유는 10% 법칙을 생각했다. 상위 10%에게 집중투자해 사회발전을 이끈다는 전략이다. 교육을 상위 10%에 집중투자함으로써 엘리트를 양성했다. 그 결과 싱가포르 국립대학은 세계대학 랭킹 10위 안에 드는 명문으로 성장했고, 다양한 분야에서 국가경쟁력이 높아졌다. 나라의 생산성이 높아지면서 햄버거나 피자 같은 패스트 푸드와 정크 푸드 섭취 또한 늘었다. 비만 청소년도 증가했다. 이에 리콴유는 학교에서의 탄산음료 판매를 금지시켰다. 또 성인들에게는 담배의 해악을 들어 1960년대에 사무실 내 금연을 명령했다.

리콴유는 스스로 건강하게 살기 위한 노력을 했다. 식단의 간소화와 운동 그리고 계속된 두뇌훈련이었다. 그가 좋아한 음식은 싱가포르 전통 샐러드인 로작, 국수인 미시암, 꼬치 요리인 사테였다. 특히 나이가 들어서는 육류를 줄이고, 설탕을 넣지 않은 무가당 두유를 즐겼다. 식단은 소화에 무리가 없는 죽과 생선 등으로 구성했다. 아침은 케이크 한 조각, 코코아 한 컵, 유청(乳淸) 단백질 드링크로 마무리했다. 점심은 유동식인 치킨 수프와 두부를 먹었다.

이와 함께 아침에는 15분 정도 러닝머신을 뛰었고, 저녁에는 1시간 가깝게 수영을 했다. 하루 두 갑씩 피우던 담배는 이미 중년에 끊었다. 또한 늘 영어, 중국어, 말레이어(語) 3개 언어로 된 신문을 읽었다. 일주일에 두 번씩은 중국어 개인 과외도 받았다.

싱가포르의 국부로 추앙받는 리콴유. 그의 정치적 성공 요인 중 하나는 91세까지 장수한 삶이었다. 그의 식단과 운동, 두뇌 훈련으로 비만과 치매를 걱정하고 건강한 삶을 추구하는 중노년에게 시사하는 바가 크다.

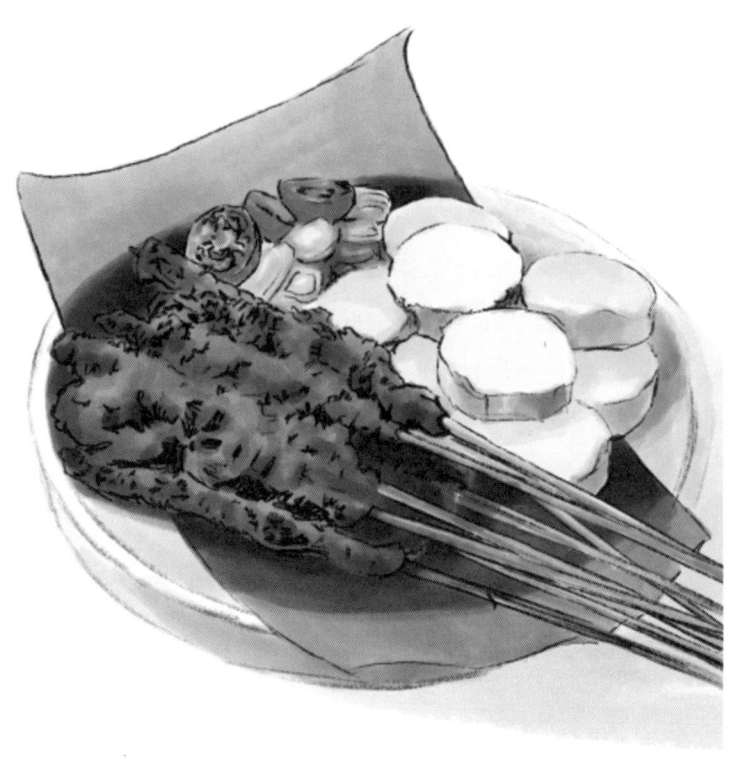

셰프 출신인 베트남 국부(國父) 호찌민의 1일 3식 3찬

베트남인에게 호찌민(胡志明 1890~1969년)은 어떤 의미일까. 베트남 곳곳에서는 호찌민의 초상화를 쉽게 볼 수 있다. 공항에서도, 거리에서도 만날 수 있다. 굴곡진 베트남 현대사에 큰 영향을 미친 그는 이 나라의 국민적 영웅이다.

물론 그에게 반감을 가진 사람도 있다. 그러나 상당수의 사람은 그를 '독립의 아버지'로 생각한다. 베트남의 국부(國父)로 인식한다. 조국의 광복을 위해 헌신하고, 정권을 잡은 뒤에도 검소한 삶을 산 그를 베트남인들은 '호 아저씨(伯胡)'로 추억한다. 친근한 리더로 존경하고 사랑하는 것이다.

베트남의 초대 주석인 호찌민은 평생 독신이었다. 그의 연인은 나라였고, 민족이었다. 호찌민이 국제무대와 베트남인에게 주목받은 계기는 1919년 베르사유 회의 때다. 제1차 세계대전 후 국제질서를 논의하는 이 회의에 출석한 호찌민은 '베트남 인민의 8항목의 요구'를 제출했다.

이에 앞선 1918년에는 미국 윌슨 대통령에게 베트남인이 민족자결주의를 펼칠 수 있게 힘을 보태 달라는 청원서도 보냈다. 1921년 마르세유에서 개최된 프랑스 공산당 전당대회에서는 인도차이나 대표로 참석했고, 1930년에 인도차이나 공산당을 창립했다. 1941년에는 베트남에 잠입하여 베트남 독립 동맹회를 만들었다.

제2차 세계대전 후에는 제1차 인도차이나 전쟁과 디엔비엔푸 전투를 통해 프랑스 식민주의 세력을 몰아냈다. 또 남베트남을 지원하는 미국과의 20년(1955~1975년) 전쟁을 통해 베트남의 통일을 이룩했다. 다만 그는 1969년에 숨져서 통일의 순간은 보지 못했다.

호찌민은 1890년 유학자의 아들로 태어났다. 호찌민의 아버지 응우옌신삭은 과거시험에 합격한 지방관리였다. 그러나 프랑스 보호국으로 주권 없는 베트남 왕조의 관리 신분에 대해 자괴감을 느끼고 있었다. 마침 인명사고와 관련해 면직되었고, 시골에서 훈장으로 살았다. 유학을 공부한 아버지는 아들에게 공손 하라는 의미로 아명을 응우옌신쿵(玩生恭)으로 지었고, 10살이 되자 성공을 바라는 의미인 응우옌땃따잉(玩必成)으로 이름 지었다.

아버지는 서당에 다니던 아들을 베트남의 프랑스 학교에 보낸 데 이어 아예 프랑스에서 공부하는 방법을 찾는다. 돈이 부족한 호찌민은 프랑스 증기선의 주방 보조로 승선했다. 21살 청년이 된 호찌민은 국제여객선 아미랄 라투슈 트레빌호의 견습 조리사가 되어 프랑스 땅을 밟았다.

그는 이곳에서 프랑스인의 인간존중에 대한 이중적 태도를 보게 된다. 프랑스인과 식민지 베트남인에게 행하는 행동이 다름에 대해 분노했다. 그는 어느 순간 개인적인 성공이 아닌 민족의 해방 투사로서 삶을 살게 된다. 호찌민은 정치인, 독립운동가로서 조직을 만들고 그 조직을 이끌었다. 그의 조직관리 능력은 젊은 날 요리를 하는 과정에서 얻어진 것으로 보는 이들도 있다.

호찌민은 프랑스 요리의 대가인 에스코피에의 제자였다. 수습 요리사인 호찌민은 호텔 주방에서 설거지를 주로 했다. 연회가 끝나면 식탁을 정리했다. 먹다 남은 음식을 수거해 버렸다. 그러나 깨끗한 접시의 음식은 버리지 않고 주방으로 가져갔다.

이를 본 에스코피에가 이유를 물었다. 호찌민은 "먹을 수 있는 음식을 버릴 수는 없다"고 대답했다. 깊이 감명받은 에스코피에는 동양에서 온 햇병아리에게 자신의 요리 기술을 아낌없이 전수했다. 케이크, 디저트 만드는 법에 이어 셰프의 비장의 무기인 소스 만드는 법도 알려줬다. 세계적 셰프의 제자가 된 것이다.

　에스코피에는 주방의 조직과 서열을 아주 중시했다. 주방 조직을 군사 조직처럼 상하의 권한과 책임, 의무 등의 일사불란한 체계로 만들었다. 호찌민이 만든 조직도 세밀했다. 그는 전쟁이나 게릴라전 때 군사의 조직부터 운용까지 치밀하게 관리했다.

　에스코피에로부터 음식솜씨를 인정받을 정도의 수준에 이른 호찌민은 미국 알제리 콩고 등 여러 나라를 다니며 견문을 넓혔다. 이 과정에서 정원사, 공장 근로자, 청소부, 웨이터, 사진 편집자, 화부(火夫) 등으로 일했다. 또한 보스턴 옴니 파커 하우스에서 제빵사, 런던 칼튼호텔에서 요리사로도 일했다.

　그가 베트남인들에게 사랑받는 이유는 검소한 생활도 있다. 국가최고 권력자가 되었으나 의복이 화려하지 않았고, 집무실에는 고가품도 없었다. 식탁은 더욱 소박했다. 1일 3식에 3찬이었다. 3찬은 육류나 생선, 채소, 국이었다. 그나마 음식이 남으면 버리지 않고, 다음 식사 때 데워 먹곤 했다. 주위에서 왜 3찬만을 고집하는 이유를 묻자 "내가 반찬 하나를 더 먹을 때마다 우리 국민 한 명이 더 죽는다"고 말했다고 한다.

　그가 좋아했던 반찬은 돼지고기 장조림과 가자미였고, 후식으로 사과구이를 즐겼다. 또 출장 때는 도시락 식사를 많이 했다. 주먹밥, 마른 반찬, 국이 있는 정도였다. 외국 귀빈과도 종종 도시락을 들었다.

　음식 낭비를 극도로 안타까워한 그는 요리사에게 늘 적정한 양의 음식만 만들도록 했다. 외국사절이나 국가 주요인물을 위한 연회 때도 종종 주방을 찾아 "모자라도 안 되지만 낭비해서는 더욱 안 된다"며 세심하게 말할 정도였다. 이는 국민이 배고플 것을 걱정한 행동이기도 했다.

　소식을 하는 그는 식사 시간도 규칙적이었다. 별다른 일정이 없는 한 아침 6시, 점심 10시 30분에, 저녁 5시 30분 무렵에 식탁에 앉았다. 식후에는 인삼차와 밀크 등을 마셨다. 그런데 늘 바쁜 생활을 한 탓인지 호찌민은 식사를 매우 빠르게 했다. 이러한 식습관은 그의 셰프들에 의해 간헐적으로 세상에 알려졌다.

서민적 이미지의 호찌민은 식탁에서도 국민과 눈높이를 같이했다. 그가 베트남 국부로 추앙받는 또 다른 이유다. 일반적으로 소식이 대식보다는 건강한 삶에 유리한 편이다. 비만도 문제가 되지만 건강한 소식에도 전제조건이 있다. 인체에 필요한 영양분 섭취가 충분해야 한다.

그렇기에 반찬의 단순화는 권장할 사항은 아니다. 여러 음식을 골고루 섭취할 때 인체에 필요한 여러 영양분을 충분하게 얻을 수 있기 때문이다. 그래서인지 호찌민의 담당 요리사와 의사들은 그의 적은 식사량을 걱정했다.

하지만 현대적 관점에서 호찌민의 3식 3찬 식사법은 비만인 사람들에게는 교과서라 할 수 있다. 고기나 생선을 통해 적절한 단백질을 섭취하고 탄수화물과 야채 섭취도 충분해 보인다. 또한 다이어트식의 기본은 식사량의 조절에 있기 때문에 더욱 그렇다.

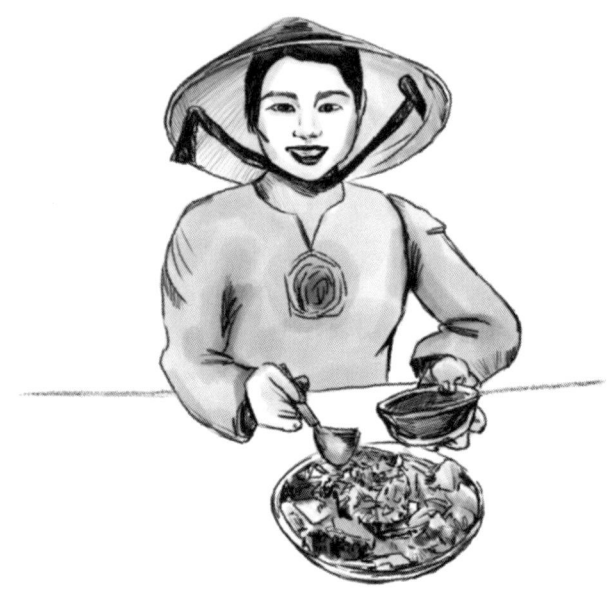

태양왕 루이 14세의
베르사이유 궁전의 연회와 식탐

"짐이 곧 국가다!" 프랑스의 루이 14세(1638~1715년)가 한 말로 알려져 있다. 그의 꿈은 태양왕이었다. 이집트의 태양 경배 사상에 바탕을 둔 유일신과 같은 절대자를 추구했다. 그는 대규모 궁정 축제를 통해 태양왕으로 자리매김했다. 공연에서는 스스로 그리스 신화 속의 태양신 아폴로를 분장했다.

국가적 축제에서 각종 기호와 상징을 동원해 자연 질서와 사회질서의 동일시를 홍보했다. 자연계는 태양이 중심이고, 인간계는 왕이 중심이라는 이미지 구축이다. 나아가 루이 14세 자신은 두 세계를 지배하는 절대자, 신화적 존재로 군림하고 싶어했다. 그는 우주질서와 정치질서를 하나로 묶는 거대한 상징화 작업을 통해 권력을 강화했다.

그 권력의 강화 무대, 즉 거대한 공연장이 베르사이유 궁전이었다. 이 궁전은 파리에서 남서쪽으로 22km 떨어져 있다. 베르사유 궁전은 1624년에 루이 13세의 사냥용 별장으로 지어졌다. 루이 13세 사후에 방치된 궁전은 루이 14세가 1661년부터 재건축을 시작했다. 계속된 화려한 건축 후 루이 14세는 1682년에 왕궁을 파리에서 이곳으로 옮겼다.

왕은 고위 귀족들을 강제적으로 이주하게 했다. 귀족세력을 누르고, 절대왕정을 확립하려는 정치적 계산이었다. 파리를 비롯한 주요 지방에는 터를 잡고 있는 귀족들과 부르주아들이 있었다. 반면 신도시 베르사이유에는 그들의 권력이 자리할 요소가 없었다.

이에 따라 왕의 위엄은 시간이 지날수록 높아졌고, 궁전은 갈수록 화려해졌다. 왕에게 고개 숙인 귀족들의 저택도 즐비하게 들어섰다. 궁전 건물 면적보다 더 넓은 정원의 크기를 자랑하는 베르사이유 궁전에서는 프랑스 부르봉 왕조의 왕실 문화, 고급 귀족문화가 피어났다.

루이 14세는 권력의 속성을 잘 알았다. 권력은 단순한 물리력이 아님을 알았다. 물리력과 함께 감정을 지배하는 힘도 있어야 함을 알았다. 우주의 중심인 태양왕 이미지 구축을 위해 귀족들이 고개를 숙일 만한 랜드마크 궁전이 필요했다. 베르사이유 궁전을 짓고, 곳곳에 아폴로의 상징인 태양이 장식된 천장과 큰 문을 세웠다. 루이 14세 침실에는 모나리자가 미소를 지었고, 궁전의 벽에는 당대의 거장인 라파엘로, 루벤스 등의 작품이 걸려있었다.

또 밤에는 궁전 곳곳에서 수많은 양초가 유리 샹들리에와 은촛대 위에서 타올랐다. 커다란 연못, 아름다운 폭포와 분수, 극장과 테라스 등 자연과의 조화된 세련미는 지방 귀족들을 심리적으로 압도하기에 충분했다. 루이 14세는 이 같은 분위기에서 대규모 공연을 열고, 장엄한 각종 상징과 의례를 통해 권력을 더 강화했다. 완벽한 감정의 지배였다. 베르사이유 궁전은 태양왕의 진정한 권력센터가 되었다.

1662년의 마상 행렬, 1664년 마법성의 오락, 1668년의 라 사펠 조약을 기념하는 궁정 축제, 1674년의 프랑슈-콩데 점령 기념 궁정 축제 등에서 그는 태양신과 동격으로 거듭났다. 루이 14세는 이후에는 일상의 삶인 기상, 식사, 산책, 취침 등에서도 위엄 넘치는 절대자로 이미지 메이킹을 했다.

궁정 축제는 짧으면 하루, 길면 보름씩 이어졌다. 매주 토요일 저녁은 어김없이 연회가 펼쳐졌고, 요일을 가리지 않고 거의 매일 밤에 음악과 춤이 있는 도박판이 벌어졌다. 가장 무도회도 심심찮게 열렸다.

루이 14세는 힘이 있고, 야심이 많은 귀족들을 베르사이유 궁전에서 사치와 향락에 젖어들게 했다. 그들의 도전정신을 억누르고, 능력을 서서히 약화시켰다. 힘이 빠진 귀족들은 점점 왕의 충직한 신하가 되었다. 그 결과 그는 절대자, 절대군주로서 입지를 다질 수 있었다.

　모든 행사에 음식도 다양하고 풍부하게 제공됐다. 루이 14세는 식사도 권력 강화와 왕을 신비로운 존재로 각인시키는 밑 작업으로 활용했다. 중세 유럽의 궁궐의 식사 예법은 서열이었다. 지체 높은 왕은 자유로운 자세로 큰 의자에서 식사를 한다. 왕족은 왕보다 작은 식탁을 차지하고, 귀족은 모퉁이의 등받이 없는 의자에 앉는다. 식사 양에도 차이가 있다. 메인 요리인 고기의 양은 왕-왕족-귀족 순으로 차등이 있었다.

　만찬 같은 식사 의전도 장엄했다. 의전관이 왕의 식사 시간을 알리면 친위대 장교와 다른 의전관이 식탁용품을 들고 짧은 행진을 한다. 행렬 때 참석자들은 경의를 표하는 세리머니를 거친다. 다양한 의전을 통해 왕의 권위를 높이고 귀족들의 충성심을 끌어내려는 의도가 있다. 루이 14세는 대식가였다.식탐이 많은 그는 축제 때 한 번에 꿩 2마리, 수프 4종류, 햄 2조각, 양념 양고기 한 접시, 샐러드 한 접시, 페스트리 한 접시에 삶은 달걀과 과일까지 먹기도 했다. 그는 남성다움을 과시하기 위해 식사 때 포크 대신 칼과 손을 사용했다.

　루이 14세의 베르사이유 궁전 축제는 프랑스 궁정 음식문화를 발전시켰다. 축제는 그림책으로도 만들어져 유럽 여러 나라에 알려졌다. 그 결과 프랑스 귀족 음식은 유럽 곳곳의 귀족 식탁에 전파되었다.

　식탐이 많은 루이 14세는 76세까지 장수했다. 비록 그는 오래 살았지만 건강하지는 않았다. 중풍에 걸리고 치아 질환, 소화기 질환으로 고생했다. 식탐은 건강의 적으로 작용한다. 과식과 폭식이 잦으면 위가 비정상적으로 팽창한다. 이로 인해 소화불량은 물론 각종 성인병인 비만, 고혈압, 당뇨병 등에 취약해질 수 있다.

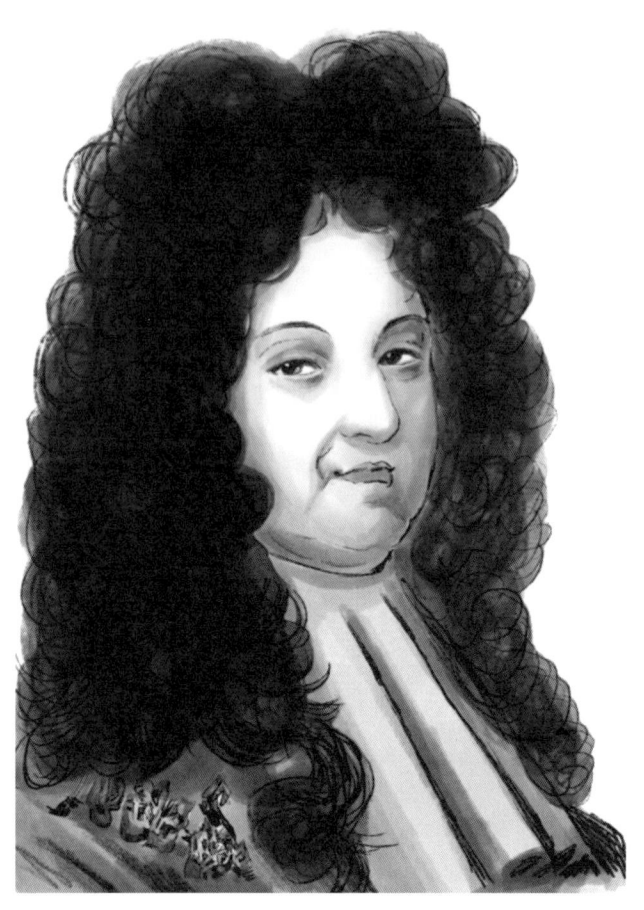

미국에서 가장 뚱뚱한 대통령 태프트와 초고도비만

미국의 제27대 대통령 윌리엄 하워드 태프트(William Howard Taft)는 별다른 주목을 받지 못한 인물이다. 전임 시어도어 루스벨트는 강력한 카리스마로, 후임 우드로 윌슨은 노벨평화상 수상으로 각각 미국인들에게 이름이 인상적으로 각인됐다. 반면 태프트는 별다른 공적이 없었다. 우리에게도 그는 불쾌한 인물이다.

그는 조선이 일본에 의해 병합되는 것을 인정한 인물이다. 미국의 전쟁부 장관이던 태프트는 1905년 루스벨트 대통령 특사 자격으로 일본에 들렀다. 그는 일본 총리 가쓰라 다로와 미국과 일본 사이의 비밀 계약을 맺었다. 이른바 가쓰라-태프트 밀약이다. 일본의 조선 지배를 미국이 묵인하고, 미국의 필리핀 지배를 일본이 인정한다는 내용이다.

이 밀약 후 일본은 조선을 강압해 외교권을 빼앗은 뒤 아예 통째로 집어삼켰다. 일본의 1910년 한일병탄 추진 동력 중 하나가 바로 가쓰라-태프트 밀약이었다. 그는 루스벨트에 의해 후계자로 지명됐고, 대통령에 당선된다.

그러나 그는 대통령으로서의 권위를 지키지 못했다. 루스벨트와는 달리 상원의원들에게 끌려다니는 모양새였다. 여기는 루스벨트와는 다른 노선의 정책에 대한 의원들의 반감이 컸다. 결국에는 가깝던 루스벨트와의 사이도 벌어졌다.

다음 선거가 다가오자 루스벨트는 "저 친구를 대통령 시키느니 내가 한 번 더 하겠다"며 출마를 선언했다. 공화당 전당대회에서 태프트가 압도적으로 이겨서 대통령 후보가 되었다. 그러나 루스벨트는 추종자들과 진보당을 차렸다. 그 결과 민주당 후보 우드로 윌슨이 어부지리로 대통령에 당선되었다.

그는 대통령 퇴임 후 예일대 교수를 하다가 연방대법원장으로 일했다. 그 결과 미국사 유일의 행정부 수반(대통령)과 사법부 수반(대법원장)을 지낸 인물이 되었다.

예일대를 2등으로 졸업한 그는 공부를 잘했다. 그러나 국가원수로서는 존재감이 없었다. 무능 탓에, 뜻대로 하지 못한 탓에, 분노만 늘었다. 스트레스는 갈수록 눈덩이처럼 쌓였고, 폭식을 하게 됐다. 그는 스테이크와 감자를 주로 섭취했다. 그렇지 않아도 살찐 그의 몸은 초고도 비만으로 급속히 이행됐다. 역대 미국 대통령 중에서 가장 몸무게가 많이 나갔다.

그는 대통령이 되기 전에 이미 비만이었다. 키 182cm에 몸무게가 120kg이었다. 몸을 움직이기 싫어하고, 책을 보는 시간이 많은 생활 습관이 큰 요인이었다. 이는 아버지의 영향도 크다. 아버지 알폰소 태프트는 귀족 의식이 있었다. 아들이 여느 아이처럼 야외에서 뒹굴며 뛰어노는 것을 원하지 않았다. 유럽의 귀족처럼 고상하게 행동하기를 바란 것이다. 그 결과 아이는 집안에 머무는 시간이 많았다.

이로 인해 태프트는 젊은 날부터 뚱뚱한 체형이었다. 대통령이 된 뒤에는 스트레스와 비례해 폭식이 심해졌고, 한때 몸무게가 170kg을 넘어서기도 했다. 백악관 입성 후 체중이 50kg이 늘어난 셈이다.

대식을 하는 만큼 확인되지 않은 풍문도 많았다. 당시 미국인들에게 대통령의 먹거리에 관한 확인되지 않은 소문이 입에 오르내릴 정도였다. '간식을 만류하는 아내를 피해 백악관에서 빠져나와 음식을 먹었다', '너무 뚱뚱해서 욕조에 끼인 적이 있다. 남성 3명이 들어갈 새 욕조를 백악관에 마련했다', '아내의 눈을 피해 직원들에게 풍성한 식탁을 요청한다' 등이다.

그는 특이하게 먹으면 자는 버릇도 있었다. 식후 조는 일이 잦았다. 한 의원은 그런 대통령에 대해 '제 정치 경험상 완전히 잠재운 최대의 청중'이라고 꼬집었다. 이에 비해 그의 아내는 '잠자는 미녀'라는 예쁜 별명을 지어주었다.

날이 갈수록 그의 체중은 늘어났다. 이 같은 상황이면 아내가 다이어트를 강권할 수밖에 없다. 하지만 아내의 다이어트 권유는 큰 효과를 보지 못했다. 초고도 비만인 그는 각종 성인병에 시달렸다. 흔히 체질량지수(BMI)가 30을 넘으면 비만, 35 이상이면 초고도 비만으로 본다. 태프트는 대통령 시절에 BMI가 40에서 50 사이를 오간 것으로 생각할 수 있다. 전형적인 초고도 비만이다.

비만이 심하면 숨이 차 일상생활에 지장을 받는다. 당뇨, 고혈압, 관절염, 지방간, 이상지질혈증 등 성인병과 대사질환에 취약해진다. 태프트는 말년에 체중이 많이 감소했다. 당뇨 등의 질환을 앓았을 가능성이 있다.

고도비만은 예후가 좋지 않다. 식이요법, 운동, 약물 등의 치료 효과가 높은 편이 아니다. 심한 경우는 수술이 필요할 수도 있다. 문제는 우리 사회에서 젊은층의 고도 비만 환자가 늘어나는 점이다. 소아청소년기부터 고열량과 고지방 음식 섭취, 신체활동 부족 등이 원인이다.

청소년기 비만은 지방 세포수를 증가시킨다. 체중을 감량해도 지방세포 크기가 일시적으로 줄어들어서 재발빈도가 높은 편이다. 또 소아청소년기 비만은 대부분 성인으로 이행된다. 따라서 중년 이후의 고도비만을 피하는 첫걸음은 소아청소년기에 육식과 채소를 균형있게 섭취하고, 적극적인 신체활동으로 생활하는 것이다.

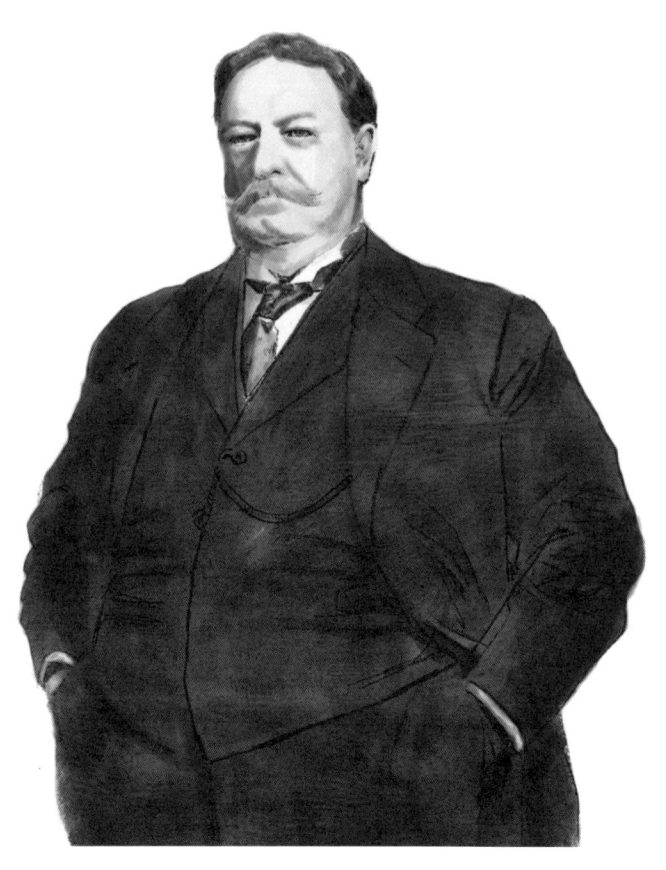

해가 지지 않는 대영제국의
빅토리아 여왕과 서서 먹는 식사

대영제국의 최전성기는 빅토리아(Victoria, 1819~1901년) 시대다. 그녀는 대영제국과 아일랜드 연합왕국의 여왕이고, 인도의 여제였다. 지구촌 곳곳에 영토가 있었던 그녀가 통치하던 영국은 '해가 지지 않는 나라'로 불렸다. 자녀도 9명을 두었다. 그녀는 독일 러시아 왕실과 친척 관계였고, 그녀의 자녀들도 여러 나라 왕실과 연을 맺었다. 그 결과 그녀는 혈연적으로 유럽의 여러 나라 왕실의 할머니 격이 된다.

빅토리아 여왕은 당시 시민의 정서를 반영하여, 군림하되 통치하지는 않았다. 이는 영국 왕실의 전통이 되었고, 왕가의 안정에 기여했다. 정치도 크게 성숙됐다. 양당제 의회민주주의가 실천되었다. 이 같은 정치체제는 많은 나라에 영향을 미쳤다.

그녀의 영향력은 지금도 강렬하다. 영국의 대표적 관광 명소 중 하나가 버킹엄 궁전이다. 영궁 왕실의 관저인 이 궁전 앞에서는 세계인의 이목을 사로잡는 관광이벤트로 근위병 교대식이 진행된다. 최근 엘리자베스 2세 여왕이 살던 궁전에는 찰스왕이 거주하고 있다.

이 왕궁을 처음 사용한 군주가 빅토리아다. 그녀는 즉위 3주 만인 1837년 6월에 거처를 버킹엄 궁전으로 옮겼다. 그녀의 이주로 버킹엄은 대영제국의 궁전으로 위용을 발하기 시작했고, 현대에도 런던을 여행하는 이라면 한번쯤 들르고 싶은 명소가 되었다.

64년 동안 대영제국을 상징한 빅토리아 여왕은 식욕이 넘쳤고, 모험적이었다. 그녀는 즉위 후 19명의 측근과 첫 만찬을 했다. 그녀는 초대한 사람들의 식탁에 갖가지 방법으로 조리한 수많은 음식을 푸짐하게 차려놓게 했다. 닭고기 수프와 채소 수프, 여러 종류의 생선요리, 새끼 양고기, 비프스테이크, 오믈렛, 소시지, 바닷가재 등 수십 종의 음식이 올랐다. 또 여왕에게 바치는 파이를 뜻하는 파테 아 라 렌(pâte à la reine)도 있었다.

빅토리아 여왕은 음식 문화 전파자 역할도 했다. 그녀는 인도 요리 카레의 맛에 푹 빠졌다. 인도식으로 꾸민 별장에서 카레를 즐겼다. 여왕의 식습관은 귀족들과 상류층이 따라 했다. 서민들은 인도의 카레 소스에다 영국의 로스트 치킨을 결합했다. 이것이 영국의 시민 음식인 치킨 카레다.

여왕은 종종 보르도에서 생산된 포도주에다 스카치위스키를 섞어서 마셨다. 그 결과 당시 저평가 되었던 스카치위스키는 고급 술로 인식되었다. 이에 앞서 생산자의 청을 받은 왕실에서는 스카치위스키를 시음했고, 빅토리아는 로크나가 증류소에 왕실 인증 위스키 칭호를 내렸다. 이후 스카치위스키는 영국 상류층이 마시는 술이 되었다.

빅토리아는 열대과일인 망고스틴도 좋아했다. 망고스틴은 달콤한 향과 함께 항산화, 염증 완화, 피부 건강 효과를 기대하는 사람들에게 인기가 높았다. 그녀가 자주 찾은 망고스틴은 과일의 여왕으로도 불리게 되었다.

빅토리아 식문화 중 가장 이색적인 게 서서 먹는 식사다. 영국 왕실 무도회의 식사 전통은 앉아서 먹는 방식이었다. 그런데 빅토리아는 새벽에 파티를 계속하면서 뷔페 음식을 서서 먹었다. 젊은 여왕이 음식을 서서 먹자 궁중의 원로들은 충격을 받았다. 왕의 권위가 무너졌다고 수군거렸고, 어린 나이 탓이라고 애써 눈감는 경우도 있었다.

그녀는 파티를 즐기는 편이었다. 이는 많은 음식을 필요로 한다. 파티에 참여하는 사람만이 아닌, 파티를 준비하는 수많은 사람의 식사를 마련해야 하기 때문이다.

음식을 좋아한 그녀는 비만 체형이었다. 파티 때 서서 먹는 파격 식사도 몸매 관리에는 악영향을 준다. 서서 먹는 식사는 건강 측면에서 긍정보다는 부정적이다. 먼저, 과식 개연성이 높다. 서서 먹으면 음식을 빨리 먹게 된다. 빨리 먹으면 더 많이 먹는 게 일반적이다.

또한 허기가 질 개연성이 높다. 빠르게 식사하면 천천히 먹을 때보다 공복 호르몬이 많이 분비된다. 서서 식사를 하면 소화 속도도 빠르고, 포만감 인지도 떨어진다. 같은 양을 섭취한다면 천천히 식사할수록 배고픔이 덜하다.

게다가 서서 빠르게 먹으면 복부 팽만감 가능성도 높아진다. 천천히 먹을 때보다 식사 중 공기 양이 증가할 가능성 때문이다. 특히 소화가 잘 안 되는 탄수화물 식품(고포드맵식품)은 서서 먹는 것은 바람직하지 않다. 다만 위산이 심하게 역류하는 사람은 서서 식사하는 게 장점일 수 있다. 위산역류가 앉은 자세의 식사보다는 덜할 수 있기 때문이다.

바람직한 식사는 앉은 자세다. 엉덩이를 의자 뒤쪽에 붙이고, 바르게 허리를 편 상태에서 식탁과 너무 밀착되지 않은 공간을 마련한다. 이 상태에서 천천히 식사하면 위장운동이 원활해지고 공복호르몬과 식욕억제 호르몬의 균형이 잘 이뤄진다. 자연스럽게 적당히 먹게 되고 소화 등 위장의 건강에도 긍정적인 영향을 준다.

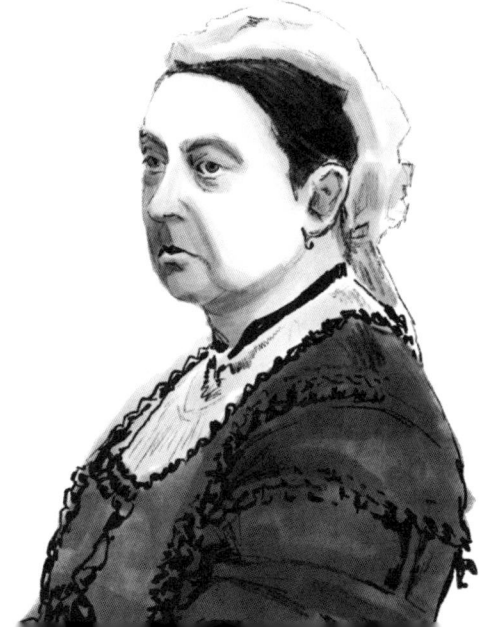

역사적 인물과 건강 습관

게티즈버그 명연설과
링컨을 건강하게 한 신비한 음식

에이브러햄 링컨(Abraham Lincoln)은 미국의 16대 대통령이다. 재임 기간은 1861년 3월 4일부터 1865년 4월 15일까지 약 4년이다. 그는 미국인들에게 최고의 대통령으로 인식된다. 역대 대통령의 업적 등을 다루는 각종 조사에서 거의 1, 2위를 다툰다. 링컨에 대한 이미지는 지구촌 곳곳에서도 긍정적이다. 그가 보여준 인류애 때문이다.

링컨이 주장하고 실천한 대표적 인류애는 노예해방 서명과 게티스버그 연설에 잘 담겨 있다. 당시 미국은 노예해방에 대한 이견으로 북부와 남부가 내전 상태였다. 산업이 발달한 북부는 노예해방에 찬성한 반면에 노예 경제 의존도가 높던 남부는 반대했다.

남북전쟁이 한창이던 1863년 1월 1일, 링컨은 노예해방선언(Emancipation Proclamation)을 공표했다. 그는 백악관 집무실에서 역사성의 무게를 의식한 듯 떨리는 손으로 사인했다. 링컨이 평생에서 가장 잘한 일이라고 말한 그날의 서명 문구는 다음처럼 시작된다. "지금부터 미합중국에 대해 반기를 든 주 또는 특정 지역에서 노예로 예속된 모든 이들은 영원히 자유의 몸이 됩니다. 미합중국은 그들의 자유를 인정하고 지킬 것입니다. 그들이 진정한 자유를 얻고자 노력하는 데 어떠한 제한도 가하지 않을 것입니다."

그러나 전황은 지지부진했고, 오히려 남부에 유리한 측면이 있었다. 이때 격전지인 펜실베니아 게티즈버그에서 북부군이 크게 승리했다. 1863년 11월 19일, 링컨은 격전지 게티즈버그 국립묘지 봉헌식에서 세기의 명연설을 한다.

"인민의, 인민에 의한, 인민을 위한 통치는 이 땅에서 결코 사라지지 않을 것입니다(government of the people, by the people, for the people, shall not perish from the earth)."

링컨은 3분 동안 271단어로 짧은 연설을 했다. 병사들의 고귀한 희생으로 인해 인본주의와 민주주의가 영원함을 천명했다. 그들이 죽어가면서까지 지키려 한 숭고한 정신에 경의를 표했다. 이는 남북전쟁에 일부 부정적인 여론을 확 바꾸는 계기가 되었다.

피부색에 흔들리지 않는 존엄한 인간의 가치, 시민을 위한 정치를 실천한 숭고한 인도주의자는 1865년 남부군의 항복을 받은 11일 뒤에 총탄에 쓰러진다. 남부의 열렬한 지지자에 의해 극장에서 암살된 것이다.

노예해방을 외친 링컨은 대통령 당선 직후부터 신변의 위협을 받았다. 취임식 참석 직전에 이미 암살 모의가 드러났다. 이에 자택인 일리노이주 스프링필드에서 워싱턴DC까지 가는 노선을 여러 차례 변경해야 했다.

취임 1개월 만에 남북전쟁이 발발한 가운데 정적들은 늘 그를 제거하고자 했다. 그 방법 중 하나는 식사였다. 음식에 독을 조금씩 넣어서 서서히 죽게 만들자는 계획이었다. 이 경우 암살이 아닌 병사로 묻힐 수 있음을 노렸다. 그들은 대통령의 요리사를 매수했다. 매일 건강을 약화시키는 음식을 올리게 했다.

링컨이 먹은 음식은 토마토 요리였다. 당시에 토마토는 '악마의 열매', '에덴동산의 선악과'로 오해되는 상황이었다. '토마토를 먹으면 죽는다'는 속설에 따라 1820년 뉴저지에서는 재배가 금지되기도 했다. 정적들은 링컨이 서서히 마르고, 병약해지기를 기대했다.

그러나 링컨의 얼굴은 더 밝아졌다. 정적들도, 요리사도 몰랐지만 토마토는 웰빙 식품이다. 비만이나 노화에도 도움이 된다. 다량 함유된 비타민C는 피부를 빛나게 하고, 비타민B는 스트레스 해소에 좋다. 루틴 성분은 혈관 질환 예방을, 라이코펜은 항산화 기능을 각각 기대할 수 있다. 노예해방, 남북전쟁 등으로 피로했던 링컨에게 토마토는 최고의 건강식품이었던 셈이다.

링컨의 아버지는 한때 큰 부자였다. 그러나 파산으로 인해 링컨의 유년 시절은 넉넉하지 못했다. 어릴 때의 식습관 탓인지 링컨의 식탁은 성인이 되어서도 소박한 편이었다. 아침은 달걀 토스트와 커피로 간단히 해결했고, 점심은 비스킷 우유 과일로 단출했다. 저녁은 조금 푸짐한 편이었으나 화려함과는 거리가 멀었다.

그가 좋아한 음식은 소고기를 소금에 간한 콘비프, 양배추, 옥수수 케이크, 사슴고기, 칠면조 다리, 굴 수프, 진저브레드 엔 쿠키, 베이컨, 아몬드 케이크, 사과 등이다. 그의 대통령 취임 만찬 식단도 수수했다. 감자, 수프, 고기, 블랙베리 파이 정도였다.

물론 정치적 목적이 있는 백악관 만찬에는 다양한 음식을 내놓도록 했다. 또 링컨도 당시로서는 미식가들이 먹는 거북이 수프, 칠면조 다리를 종종 찾았다. 그러나 그가 먹는 음식은 대체로 소박했다. 디저트는 커피 한 잔과 남부식 아몬드 케이크 정도였다. 남부식 케이크는 아내 메리 집안에서 즐겨 먹던 것이다.

따라서 링컨이 아내 취향을 따랐음을 짐작할 수 있다. 그러나 링컨이 백악관 후식을 남부식 아몬드 케이크로 정례화처럼 한 것은 분열된 남북의 통합을 추구하는 정치로도 풀이할 수 있다.

미국의 역대 대통령 중 최장신(193cm)인 링컨은 나라를 더욱 단단하게 만들었다. 정치 리더로서 가져야 할 인류애가 무엇인지도 알게 했다. 그가 먹는 음식은 소박했지만, 그의 철학과 정치는 탁월했다. 식탐이 없던 그는 비교적 마른 체형의 건강형이었다. 그가 암살되지 않았다면 소박하고 건강에 좋은 음식을 섭취함으로써 더 건강한 모습으로 더 많은 일을 했을 했을 것이다.

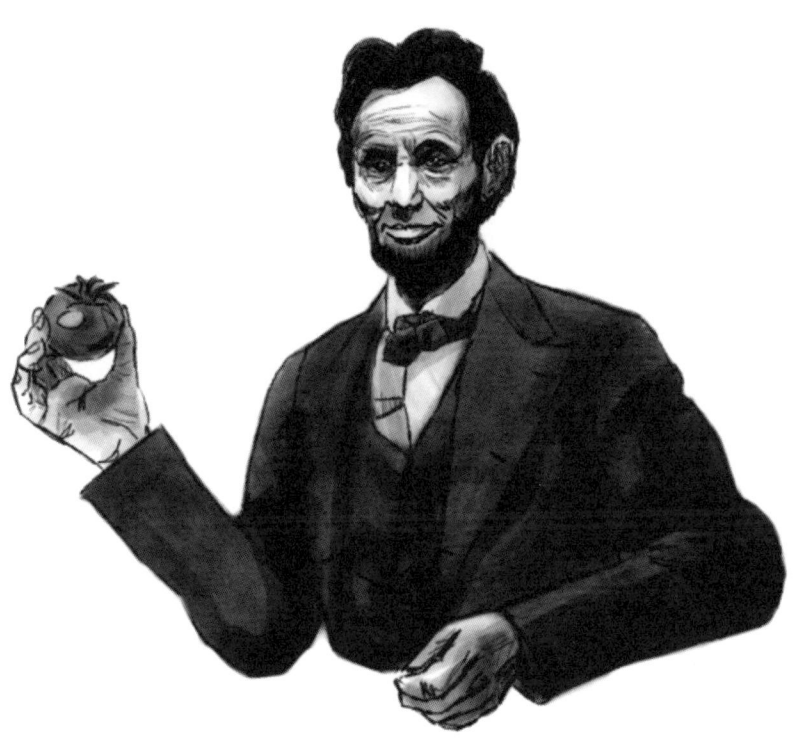

프랑스 왕비 카트린의 음식문화와
메디치가의 마카롱

　카트린 드 메디시스(Catherine de Médicis)는 프랑스의 왕비다. 이탈리아 피렌체에서 1519년에 태어난 그녀는 유럽의 대부호인 메디치 가문의 후계자였다. 교황 레오 10세는 어려서 부모를 잃은 그녀를 로마로 데려왔다. 교황은 그녀의 종조부(從祖父)였다. 레오 10세 사망 후 그녀의 재종조부(再從祖父)가 클레멘스 7세로 교황에 즉위했다.
　이때 교황의 로마는 신성로마제국 황제 카를 5세에 의해 파괴되었다. 피렌체에서는 지역을 다스리던 메디치 가문 사람들이 추방당했다. 피렌체에서 숨어 지내던 카트린은 훗날 클레멘스 7세의 도움으로 로마에 돌아올 수 있었다.
　클레멘스 7세는 카트린의 결혼을 추진했다. 때맞춰 프랑스의 왕 프랑수아 1세가 청혼해 왔다. 자신의 둘째 왕자 앙리의 짝으로 카트린을 희망한 것이다.
　프랑수아 1세는 혼인을 통해 클레멘스 7세가 관장하는 밀라노에 영향력을 행사하고, 많은 지참금을 받을 계획이었다. 결혼 추진에 대해 프랑스 귀족들은 부정적이었다. 훗날 카트린이 왕비가 되는 것을 염려했다. 이에 프랑수아 1세는 장남이 건강한데, 차남이 왕이 될 가능성이 없음을 들어 귀족들을 설득했다.
　카트린이 프랑스 왕족이 된 것은 프랑수아 1세의 친 이탈리아 성향이 결정적이었다. 중세 유럽에서 이탈리아는 문화 선진국이었다. 이탈리아 원정을 여러 차례 한 그는 피렌체 등에서 수준 높은 예술세계를 목격했다. 프랑스와는 다른 예술세계에 눈을 뜬 그는 파리의 궁궐 건축 등 때 피렌체 예술가들을 초빙했다. 또 메디치 가문의 상속녀인 카트린의 이미지에 대해서도 호감을 갖고 있었다.

결혼 후 클레멘스 7세는 프랑수아 1세에게 했던 경제적, 정치적 약속을 이행하지 않았다. 그러나 프랑수아 1세는 이탈리아의 세련된 문화 자체인 카트린을 살뜰하게 챙겼다. 카트린은 중세의 고급어인 그리스어와 라틴어를 구사하고, 수학, 천문학, 지리학 등 지식의 넓이와 폭이 깊었다. 또한 화술도 매우 뛰어났다. 이 같은 능력으로 프랑스 궁정에서 홀로서기에 성공할 수 있었다.

궁궐에서의 카트린 삶은 요동쳤다. 시숙과 시아버지의 죽음으로 남편이 앙리 2세로 즉위해 생각지 않게 왕비가 되었다. 그러나 남편은 마상시합 때 사고사를 당하고, 왕위를 이은 장남 프랑수아 2세와 차남 샤를 9세를 연거푸 잃는다. 거듭된 왕실 변고 속에 나라의 재정도 바닥났다. 설상가상으로 왕권에 도전하는 기즈 가문의 세력도 날로 커졌다.

위기 상황에서 카트린은 정치력을 발휘해야 했다. 그녀는 나라의 안정과 왕권 강화를 위해 그동안 등을 돌리고 있던 개신교 및 튀르키예와도 많은 양보를 통해 협력을 구했다. 위협이 되는 정적들도 제거했다. 그 결과 아들의 왕위를 지킬 수 있었다. 나아가 아들 앙리 3세를 폴란드 왕으로 세우기도 했다.

그녀는 섭정 등으로 사실상 30년 동안 프랑스를 다스렸다. 복잡한 정치 세계에 휘말려 들어간 그녀는 주술에 빠졌다. 특히 앙리 2세의 죽음을 점친 점성술사인 노스트라다무스에게 의지하는 경향이 있었다.

카트린은 유럽의 음식문화에도 큰 영향을 미쳤다. 서구인의 식탁에 기본이 되는 포크의 사용은 그녀가 촉매 역할을 했다. 당시 프랑스에서는 포크를 사용하지 않았다. 유럽에서는 르네상스 시대에 이탈리아에서부터 포크 사용이 유행했다. 대규모 향연에서 우아하게 음식을 먹을 필요가 있던 이탈리아 귀족들은 포크를 주목했다.

포크 덕분에 음식 섭취 때 손을 더럽히지 않아 귀족들은 품격을 유지할 수 있었다. 이 문화는 카트린에 의해 프랑스 궁궐에 전해졌다. 18세에 유럽 상류 문화의 트렌드 세터가 된 프랑스 귀족의 식문화는 유럽 각국으로 전파됐다. 나이프와 스푼으로 식사하던 유럽에서는 19세기가 되면서 포크 사용이 일반화 되었다.

카트린과 함께 프랑스 궁궐에 간 요리사들은 이탈리아의 식사 예절과 다양한 음식 레시피도 전수했다. 여기에는 포크와 함께 향신료, 셔벗, 마카롱 등이 포함되었다. 카트린의 혼수품 중의 하나인 마카롱은 프랑스의 대표적인 고급 과자가 되었다. 마카롱은 프랑스 각지에서 현지화하며 독특한 맛과 모양으로 발전했다.

달콤한 디저트인 마카롱은 약한 불에 달걀흰자와 설탕을 섞은 머랭 반죽을 구워 만든다. 밀가루는 첨가되지 않는다. 취향에 따라 반죽에 크림, 잼, 버터, 초콜릿, 헤이즐넛, 아몬드, 와인 등을 넣는다. 특이하게 낭시 마카롱은 머랭을 사용하지 않는다. 한국화된 마카롱에는 블루베리, 포도, 딸기 같은 향과 건강에 좋은 과일도 들어간다.

겉은 바삭하고, 속은 부드러운 마카롱은 색상도 다양해 눈과 입으로 모두 즐기게 된다. 작고 달콤한 마카롱은 금세 여러 개를 먹게 된다. 당분을 섭취하면 기분이 전환돼 스트레스 해소 효과가 있다. 단맛이 뇌의 쾌락 중추를 자극해 신경전달물질을 분비시키기 때문이다.

그러나 설탕은 중독성이 있다. 오랜 기간 단 것을 지나치게 섭취하면 당뇨, 고혈압, 비만 등의 성인병 발병 위험이 높아진다. 당분이 많은 마카롱은 그저 맛보는 정도로 먹는 게 좋다.

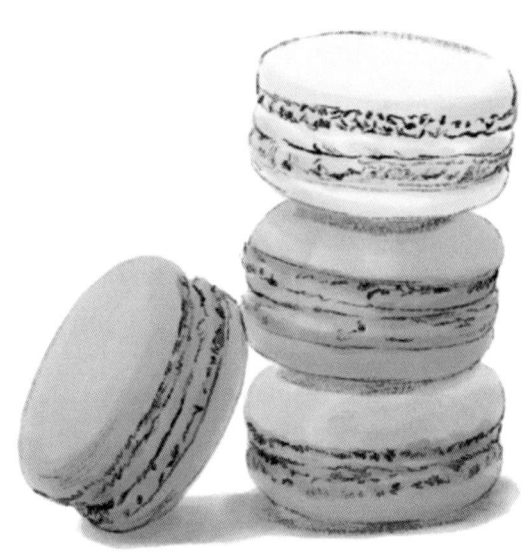

로큰롤의 제왕 엘비스 프레슬리와 비만 변비

그는 노래를 위해 태어났을까, 아니면 먹기 위해 노래했을까. '로큰롤의 황제' 엘비스 에런 프레슬리(Elvis Aaron Presley, 1935~1977년). 미국의 가수이자 배우인 그는 20세기 최고를 다투는 문화 아이콘이다. 당시 10대와 20대 사이에서 빼어난 외모, 화려한 비주얼의 엘비스 프레슬리는 혜성 같은 존재였다. 백인 주류사회의 입장을 대변한 미디어들의 천박하다는 평에도 불구하고 로큰롤로 대중 음악계의 지도를 바꾸었다. 차별받던 흑인의 마음이 담긴 로큰롤 광풍을 전 세계에 몰아치게 한 그는 인종화합의 숨은 공로자이기도 하다. 또 중장년이 주도하던 엔터테인먼트 산업을 10대로 확산시킨 인물이기도 하다.

레너드 번스타인은 노래와 영화로 미국을 넘어 세계에 강한 영향을 미친 그를 '20세기의 가장 위대한 문화적 힘'으로 표현했다. "엘비스 프레슬리는 모든 것에 리듬을 도입했다. 음악, 언어, 옷 등 모든 것을 바꾸었다. 이는 사회의 새로운 혁명이었다. 1960년대가 그것에서 왔다."

그는 1960년대 초중반에는 영화배우로서 더 많이 활동했다. 데뷔작인 지아이 블루에 이어 1961년에는 블루 하와이를 통해 영화인으로 자리매김했다. 그해에 영화의 사운드트랙 블루 하와이는 빌보드 차트에 20주간 1위를 차지했고, TOP10 차트에 39주간 진입했다. 그는 빌보드 차트 최다 진입, RIAA의 골드, 플래티넘 앨범 최다 보유, 영국 싱글 차트 1위 싱글 최다보유 등 다양한 기록을 세웠다.

1973년 엘비스 프레슬리 특집 방송의 시청자는 닐 암스트롱의 달 착류 때보다 많았다. 이 같은 발군의 인기 덕분에 그는 그래미상 가스펠 부문 최우수상을 세 차례(1968년, 1971년, 1975년)나 받았다. 컨트리 뮤직 명예의 전당(1998년)과 가스펠 뮤직 명예의 전당(2001년)에도 헌액되었다. 지난 2018년에는 도널드 트럼프 대통령이 자유 훈장을 추서하였다.

엘비스 프레슬리는 선풍적 인기를 끈 원조 아이돌(Idol)이다. 1950년 무렵에 미국에서 발전한 로큰롤(rock'n'roll)은 블루스, 컨트리, 흑인 가스펠이 융합된 음악이다. 소리지르는 듯한 창법에 강한 비트, 단순성 음악으로 격렬한 춤과 노골적인 성 묘사도 두드러진다.

로큰롤의 록(rock)과 롤(roll)은 흑인들이 성을 암시하는 속어다. 다소 반항적인 속성에 흑인이 즐긴 로큰롤은 백인 주류사회에서는 외면받았다. 그러나 진취적인 성향의 청소년과 청년층으로부터 공감받았다. 트럭 운전사였던 엘비스 프레슬리는 엉덩이를 뒤흔드는 격정적인 몸짓과 뛰어난 음악성으로 젊은 세대들로부터 열렬한 지지를 받았다. 그의 '하트브레이크 호텔(Heartbreak Hotel)'이 큰 인기를 끌면서 로큰롤은 세계적 음악이 되었다.

엘비스 프레슬리는 솔로 아티스트로서 역사상 가장 많은 음반 판매를 기록했다. 전 세계에서 약 5억 장의 음반이 팔렸다. 로큰롤의 대표 주자인 그는 팝, 컨트리, 가스펠, R&B 등 다양한 장르에서도 넘치는 재능을 보였다. 그는 1953년에 가수가 되기 위해 선 레코드 사무실을 찾았다. 이때 직원은 그에게 어떤 유형의 가수냐고 물었다. 엘비스 프레슬리는 "모든 장르의 노래를 다 소화한다"고 답했다. 직원은 노래 스타일이 비슷한 가수를 물었다. 그는 "누구의 노래와도 같지 않다"며 자신만의 개성으로 노래한다고 말했다.

그러나 빛나는 별이었던 그의 죽음은 허무했다. 1977년 테네시주 멤피스 자택 화장실에서 쓸쓸히 숨졌다. 사인은 심장 질환인 부정맥으로, 향년 42세였다. 당시 미국 대통령인 지미 카터가 "미국의 일부를 잃었다"고

애도했으나 죽은 자는 말이 없었다.

그의 돌연사는 음식과 무관할 수 없다. 그의 주치의인 조지 니코플러스 박사는 2010년 엘비스 프레슬리의 죽음 원인을 만성 변비라고 말했다. 죽음의 근본적인 이유를 비만과 변비로 설명했다. 엘비스 프레슬리를 부검했을 때 나온 대변량은 20kg이 넘었다. 평범한 성인보다 2배 이상 많은 양이다. 이는 그가 심한 변비로 고생했음을 말해준다. 배변이 힘든 그는 살이 더욱 쪘고, 이는 장, 간 등 신체 장기의 무리로 이어졌다.

주치의는 항문 이식을 권유했으나 그는 거절했다. 팬들에게 우상화된 연예인으로서 부끄러운 질환이라고 생각했기 때문이다. 배변의 고통 속에서 복용하는 약도 늘었다. 특히 지속적으로 처방된 코데인 성분은 변비를 더욱 악화시켰다.

그는 고지방, 고당분 식습관은 물론 폭식 경향까지 있었다. 그는 먹는 데서 즐거움을 찾았다. 엘비스 프레슬리의 음식을 14년 동안 담당했던 메리 젠킨스 랭스턴은 "그가 즐긴 단 한 가지는 먹는 것"이라고 말했다. 그는 달콤하고, 기름기 많은 서민 음식인 정크 푸드를 즐겼다.

특히 그는 엘비스 샌드위치로 알려진 피넛버터 샌드위치를 좋아했다. 한 번에 네 명이 즐길 수 있는 양을 먹었다. 열량은 4만 칼로리 이상이었다. 아침 식사는 가정식 롤, 감자튀김, 달걀, 베이컨, 소시지 등이 포함된 푸짐한 한 상이었다. 저녁은 로스트 비프, 오리고기, 크림 포테이토 등으로 구성되었는데 특히 육류를 좋아했다. 그가 그중에서도 좋아한 것은 쇠고기 어깨 등심과 도넛이었다.

그는 성공한 뒤에도 어린 시절 먹던 식습관을 버리지 못했다. 프라이드 치킨 등 튀긴 음식과 단 음식을 선호했다. 피넛버터 바나나 샌드위치 등을 탐식했고, 몸무게는 거침없이 늘어났다. 키 185cm에 체중이 100kg을 훌쩍 넘었고, 한때 150kg까지 넘나들었다. 이에 다이어트를 시도했으나 지속하지는 못했다. 식습관을 건강하게 유지하지 못한 그는 변비, 결장 비대, 고혈압 등 여러 질환에 노출됐고, 결국은 안타깝게 생을 마감했다.

변비는 비만이나 우울증 등 다양한 질병의 원인이 된다. 간경변 환자의 경우 합병증으로 죽음에 이를 수도 있다. 변비는 설사를 유발하는 하제 등 여러 기전의 약들로 단기 조치할 수 있다.

사람은 나이가 들면서 변비가 심해지고, 변비약의 효과가 떨어지기도 한다. 따라서 약물에 의존하기보다는 운동 등의 생활습관 개선과 섬유질, 수분을 많이 섭취하는 식이요법 등으로 장 건강을 회복하는 게 바람직하다. 또한 식탐과 폭식을 삼가고, 기름과 당분이 많은 패스트푸드의 지속적인 섭취는 피해야 한다.

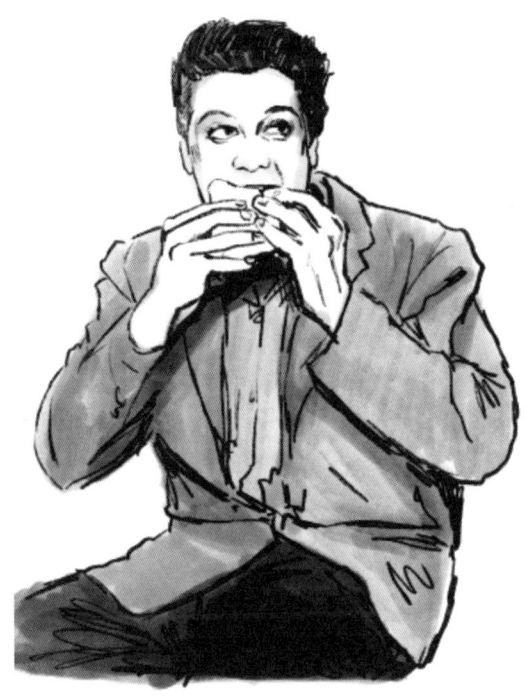

'국가의 적'으로 규정된
폭군 네로 황제와 버섯

역사에서 가장 악명 높은 폭군은 누구일까. 사가(史家)들에 의해 자주 거론되는 인물이 네로(Nero Claudius Caesar Augustus Germanicus)다. 로마의 제5대 황제인 네로는 폭군의 대명사로 통한다. 그의 재위 기간은 AD 54년에서 68년까지 겨우 14년에 불과하다. 하지만 2천 년 역사가 흐르는 동안 그의 오명은 계속되고 있다. 후대인들이 평가한 악명은 섬찟할 정도다. '인류의 파괴자', '세상의 독', '국가의 적', '타락한 절대권력자' 등이다.

그러나 네로도 초기 5년 동안은 개혁 군주 이미지가 강했다. 원로원 의견 존중, 세금 경감, 매관매직 시정, 해방 노예 중용, 국방력 강화 등에서 성과를 냈다. 그후 점점 폭군의 본성을 드러냈다. 권력의 잠재 경쟁자인 의붓동생을 살해하고, 마음으로 생각한 여인과의 혼인을 반대한 어머니를 죽였다.

9일간 계속된 로마의 대화재가 일어나자 그리스도교도를 희생양으로 삼았다. 300명을 잔인하게 처형했다. 또 불탄 왕궁의 무리한 재건 계획을 발표했다. 이로 인해 민심이 이반됐고, 측근인 스승, 군부, 원로원 등에서 네로에 대한 암살을 시도했다. 네로는 모반에 대한 기미가 보이면 주변 인물까지 수사해 제거했다. 이 과정에서 시민들에게 인기가 높은 인사들도 숨졌다.

권력자의 광기에 시민은 불안해했고, 불만은 갈수록 증폭됐다. 이 같은 상황에서 암살 모의는 반란으로 악화됐다. 지금의 프랑스 땅인 갈리아에서 10만 명의 시민이 봉기했다. 에스파냐 총독 갈바는 아예 군대를 이끌고 로마로 진격했다. 반란군에는 원로원과 시민들은 물론 네로의 근위병까지 가세했다. 고립무원이 된 네로는 로마 시내의 하인의 집으로 숨었다가 자살했다.

네로의 광기는 인류 최초의 집단적인 박수부대 동원으로도 이어졌다. 그리스 문화에 심취하고, 시와 노래를 좋아한 그는 스스로를 위대한 예술가로 착각했다. 측근들 앞에서 수시로 노래를 불렀던 그는 서기 64년에 나폴리에서 가수로 공식 데뷔했다. 이때 가벼운 지진으로 극장 건물이 손상됐다. 그러나 네로는 자신의 노래 솜씨에 하늘이 감탄한 징조로 여겼다.

관객의 환호에 삶의 희열을 느끼는 '스타 병(病)'에 빠진 그의 눈에 알렉산드리아에서 온 선원들이 보였다. 공연장을 찾은 그들은 리드미컬한 박수로 흥을 돋구웠다. 이에 네로는 5천 명의 젊은이로 박수부대를 조직했다. 유니폼을 입은 그들은 박수 유형에 따라 세 부대로 구성됐다. 더 강한 자극을 원하는 네로는 나중에는 군대를 투입했다.

네로는 AD 67년에 그리스로 순회공연을 떠났다. 노래를 부르기 위한 그리스 여행에는 박수부대도 동행했다. 자신을 뛰어난 가수이자 시인으로 여긴 그는 나라 곳곳의 축제에 참가해 1808회나 우승을 차지했다. 하지만 월계관은 음악이나 예술의 실력이 아닌 권력에서 나온 것이었다.

네로는 대중의 인기에 연연했지만 식성은 최고급이었다. 그가 좋아한 식품이 버섯이다. 그의 별명이 '버섯 황제'였다. 누구라도 귀한 버섯을 가져오면 황금을 주었기 때문이다. 버섯과 황금이 같은 무게로 교환됐다. 네로의 혀를 매혹시킨 것은 송로버섯이다.

그는 이 버섯을 '사랑의 묘약'이라고 불렀다. 독특한 향이 성적 흥분을 불러일으킨다고 생각한 결과다. 당시 로마에서는 송로버섯을 최음제로 활용했다. 이 같은 전통으로 인해 송로버섯은 유럽에서는 훗날에도 여성미를 희망하는 귀부인들과 강한 남성력을 자랑하려는 왕족들에게 인기가 높았다.

    버섯은 품종이 무척 많고, 효능도 각각이다. 그러나 전반적으로 건강식품이다. 단백질과 미네랄 등 영양소가 다양하고, 면역력 강화에도 좋다. 일부 버섯은 항산화 물질을 함유하고 있고, 혈당 조절에도 유용하다. 몇몇 버섯은 비만 예방에도 도움이 된다.

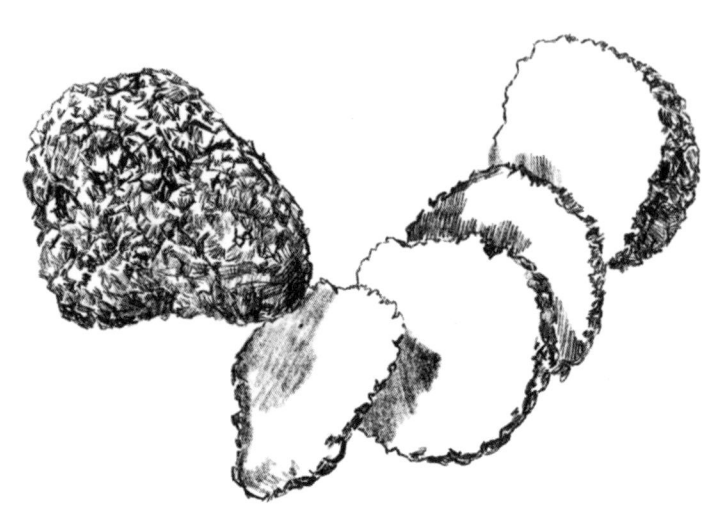

2장
식문화와 역사적 사건

풍만한 비너스,
비만한 사랑의 여신 아프로디테

　사람에게는 누구나 이상향(理想鄕)이 있다. 꿈의 롤 모델이 있다. 이상향은 동경의 세상인 유토피아(Utopia)다. 영국 작가 토마스 모어가 만든 유토피아는 '존재하지 않는다(nowhere)'는 뜻이 담겨 있다. 현실과 거리가 먼 환상의 세계다. 이상향은 서양에서는 플라톤의 철인 정치, 중국에서는 요순시대, 한국에서는 홍길동전에 나오는 율도국으로 설명될 수 있다.

　사회의 거대담론이 이상향이라면 개인의 원초적 바람은 신(神)으로 묘사된다. 인간의 영원한 테마는 사랑이다. 사랑받고 싶고, 예뻐지고 싶다. 그 바람이 '사랑의 여신' 비너스의 탄생 배경이다. 비너스야말로 사랑받고 싶은 여인의 이상적인 모습인 것이다. 사랑과 미의 여신은 그리스 신화에서는 아프로디테, 로마 신화에서는 비너스다. 두 여신은 시간이 지나면서 비너스로 동일시되었다.

　여성의 로망인 비너스는 헬레니즘 시대에 황홀한 예술 작품으로 빚어졌다. 대표적인 게 밀로의 비너스상이다. 8등신 미녀로 조각된 작품에는 1:1.618의 황금 비율이 적용되었다. 이를 통해 당시 미녀관이 지금과 비슷했음을 알 수 있다. 헬레니즘 시대에는 고대 그리스 문화가 중동과 서남아시아 세계와 접촉하면서 문화융합이 일어났다. 그리스와 로마인의 상상속 비너스에 보다 넓은 세계적 가치관이 반영된 셈이다. 그 모습이 바로 8등신 미녀이고, 인체의 황금비율이었다.

　그러나 비너스의 원초적인 모습은 풍만함에 가까웠다. 날씬하게 균형 잡힌 S라인이 아니었다. 넉넉하다 못해 풍만하고, 풍만하다 못해 비만인 여신이었다. 고대인에게 아름다움은 통통함이었다. 풍만한 여성의 육체를 찬미하였다. 가녀린 허리보다는 두툼한 살집에서 생산의 욕망을 느꼈다. 바라던 삶의 조건인 다산(多産)과 풍요(豊饒)에 대한 시대적 상징성이 반영된 것이다.

구석기 시대의 작품인 빌렌도르프의 비너스(Venus of Willendorf)는 만삭의 여인처럼 풍만하다. 풍요와 생산의 지극한 염원을 담은 듯, 성기와 유방이 크게 과장되어 부풀려졌다. 언뜻 보면 출산이 임박한 여인과도 비슷하다. 풍만해서 또 다른 농염함으로 다가오는 빌렌도르프의 비너스는 '출산의 비너스'로도 불린다.

큰 가슴과 엉덩이가 포인트인 이 작품은 1908년 오스트리아의 빌렌도르프에서 나온 여자 인형이다. 발견된 곳은 홍적세 황토층이다. 홍적세는 약 200만 년 전에서 1만 년 전 사이다. 인류가 나타난 구석기 시대에 해당된다. 학자들은 여자 인형이 대략 2만 년 전에서 3만 년 전 사이에 만들어진 것으로 추정하고 있다.

유럽 구석기 시대를 상징하는 이 조각상을 발견자들은 독일 인류학회에 다음처럼 보고했다.

'전체 길이는 11.1 cm이다. 커다란 유방, 불쑥 튀어나온 복부, 통통한 둔부와 넓적다리가 있다. 머리카락은 소용돌이 모양으로 칭칭 감아 머리 위에 올려져 있다. 소음순이 정확하게 표현돼 있다.'

조각상에 대한 풀이는 다산과 풍요에 맞춰졌다. 얼굴의 이목구비가 수려하지 않고, 복부는 초고도 비만이 분명하다. 한마디로 지나치게 뚱뚱한데, 성기는 도드라지게 표현했다. 이처럼 과장된 상징은 당시 사람들의 염원이 담긴 것이다. 비너스야말로 당시 대중들에게 롤 모델, 즉 최고의 연예스타였던 셈이다. 그렇기에 비록 현대적 미의 관점에서 거리가 멀지만 '비너스'라는 이름이 붙여졌다.

건강한 여인이 아이를 잘 낳을 수 있다. 또 지방질이 많아야 추위를 이

겨낼 수 있다. 당시 남자들은 종족 보존 본능 차원에서 가슴과 엉덩이가 풍만한 여성에게 강하게 끌렸음을 알 수 있다. 즉, 그때 당시에 가장 아름다운 여인상이었던 것이다.

풍만한 여성에 대한 그리움은 한줄기 흐름으로 계속됐다. 르네상스 시대를 산 이탈리아의 화가 보티첼리의 작품에도 비너스가 있다. 그는 해안가에 도착하는 아프로디테(비너스)를 통통한 미녀로 그렸다. 통통함과 뚱뚱함은 비만의 다른 표현이다. 그러나 시대에 따라 건강 미인으로도 인식됐다.

아름다움은 두뇌의 작용이다. 따라서 어떤 시각으로 보느냐에 따라 아름다움은 달라진다. 두꺼운 S라인을, 가녀린 S라인보다 더 매력적으로 보는 사람도 많다. 조금 통통하다고 스트레스를 받고 자신감을 잃지 말자. 그럴수록 더 꾸미고 자신있게 스스로를 표현하자. 미는 시대상과 관점의 차이일 뿐이니까.

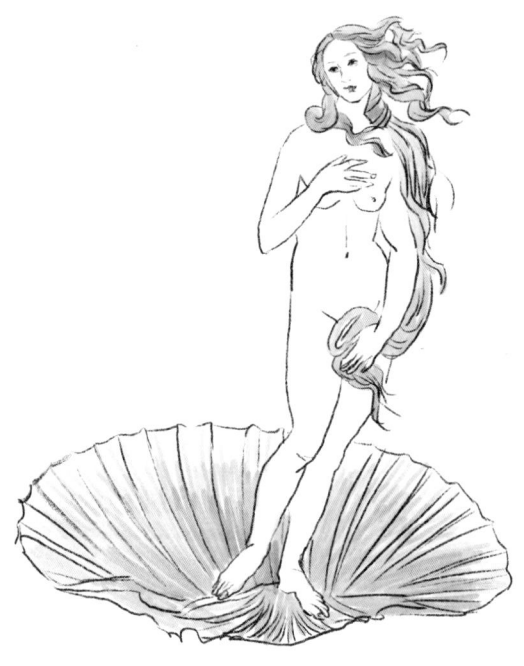

꽃을 부끄럽게 한 양귀비,
황제 현종을 가스라이팅하다

양귀비에는 강렬한 아름다움이 있다. 진통, 진정의 약효도 뛰어나다. 양귀비 열매 즙액은 마약인 아편의 원료가 된다. 양귀비 안에는 치명적인 아름다움이 있는 셈이다. 사람의 혼을 쏙 빼는 아편처럼 인간 양귀비(719~756년)도 우여곡절의 삶을 살았다. 당나라 황제 현종이 첫눈에 반한 그녀의 매력은 지극히 치명적이었다.

양귀비는 마약법이 적용되는 습관성 의약품이다. 마약에 빠지면 헤어나오기 쉽지 않다. 현종도 그랬다. 미모의 양귀비를 본 현종은 늘 그녀를 찾았고, 그녀에게 중독되어 갔다. 그는 자발적인 가스라이팅(gaslighting)을 선택했다. 그녀 앞에 선 현종은 위풍당당한 당 제국의 황제가 아니었다. 여인의 치마폭에서 자주성을 잃은, 심리적으로 지배당해 자기 결정권이 결여된 남자에 불과했다.

이는 반인륜 행위로 이어졌다. 현종이 아들의 아내를 자신의 후궁으로 삼은 것이다. 여자 입장에서도 비극의 시작이었다. 이처럼 아름다움은 때로는 독이 될 수 있다. 빼어난 미모 탓에, 양귀비는 인륜에 반하는 삶을 산다. 한 남자의 연인에서, 나중엔 애인의 아버지를 사랑하는 여자로 살아간다. 결국 나라도 파탄에 이르게 하는 단초를 제공한다.

경국지색(傾國之色)인 양귀비의 본명은 양옥환(楊玉環)이다. 일찍 부모를 여읜 양귀비는 쓰촨성 관리인 숙부 밑에서 자란다. 눈에 띄는 외모에 춤과 노래, 글에도 재주가 비범했던 그녀는 17세에 현종의 아들인 수왕(壽王)의 아내가 된다. 황제 아들의 연인으로 행복한 나날을 6개월쯤 보냈을 때다. 환관인 고력사가 그녀를 연회장으로 불러냈다. 현종을 위한 술좌석이었다. 현종은 총애하던 무혜비를 잃은 뒤 적적해하고 있었다. 이에 고력사가 장안에 소문난 미녀 양귀비를 술자리에 합석시킨 것이다.

그녀의 외모, 춤과 노래 솜씨, 언어를 접한 현종은 넋을 잃고 허우적거렸다. 56세의 현종은 22세의 양귀비에게 사랑의 포로가 되었다. 현종은 그녀를 도사로 입문시키는 편법을 동원한 끝에 후궁으로 삼았다.

여인에게 빠진 황제는 예전과는 다른 사람이 되었다. 당나라 현종 때는 중국 역사에서 손꼽히는 태평시대였다. 현종의 선정(善政)으로 평화가 지속됐고, 수도인 장안은 국제도시로서 위용을 자랑했다. 시인 이백과 두보, 화가 왕유 등이 활동하던 시대로 문화적으로도 크게 융성했다. 그렇기에 중국사에서는 이 시기를 현종의 연호를 빌려서 '개원의 치(開元의 治)', '개원천보시대(開元天寶時代)'라며 높게 평가하고 있다. 하지만 말년의 현종은 이 같은 업적을 휴지 조각으로 만들었다.

양귀비와의 사랑놀이에 빠져 있는 사이 나라의 곳간이 비고, 백성의 원성이 높아지고, 국방이 무너지는데도 현종은 이를 몰랐다. 결국 절도사인 안록산의 난으로 당나라는 내전 상태에 들어간다. 황제를 칭한 안록산은 아이러니하게도 양귀비의 후원으로 출세했다. 9년간 지속된 이 난으로 나라는 극히 황폐화됐고, 백성은 3천만 명 이상이 숨졌다.

안록산의 난이 일어나자 현종은 양귀비와 함께 도성을 빠져 나왔다. 이때 상당한 군권을 쥐고 있던 양귀비의 오라버니 양국충이 군사들에게 살해됐다. 양국충을 제거한 세력들은 현종에게 양귀비를 죽이라고 압박했다. 군사들이 두려웠던 현종은 양귀비는 죄가 없음을 호소하였으나 그녀를 구할 수는 없었다. 자살을 강요받은 양귀비는 불당에서 목을 메 죽는다. 나이는 37세였다. 해어화(解語花) 즉 말을 알아듣는 꽃이었던 그녀는, 화려하지만 짧은 생을 그렇게 불행하게 마감한다.

미모가 인생의 독이 된 양귀비의 외모는 어땠을까. 양귀비는 서시, 왕소군, 초선과 함께 중국 4대 미녀로 꼽힌다. 그녀들의 아름다움은 침어낙안 폐월수화(浸魚落雁,閉月羞花)라는 극적인 표현으로 설명된다. 침어는 서시, 낙안은 왕소군, 폐월은 초선, 수화는 양귀비를 상징한다. 풀이하면 "서시의 미모에 빠진 물고기가 헤엄치는 것을 잊어 가라앉았고, 왕소군의 외모에 기러기가 날갯짓을 잊고 떨어졌다. 초선의 아름다움에 달이 부끄러워 숨고, 양귀비의 매력에 꽃이 부끄러워했다"는 뜻이다.

꽃이 시샘하고 부끄러워할 정도였던 그녀에게 쓰인 또 다른 표현은 자질풍염(資質豊艶)이다. 풍만하고 농염하다는 뜻이다. 이는 둥글고 통통한 체형에 성적인 매력이 뛰어났음을 의미한다. 현종의 후궁인 매비는 양귀비를 비비(肥婢)라고 비난했다는 설이 있다. 살찐 종년이라는 욕이다. 이를 보면 양귀비는 통통하고 둥근 체형에 흰 피부를 지닌 여인으로 추측된다. 지금 시각으로는 비만이다. 당시에는 마른 여인보다는 통통하게 살집이 있는 여성이 미인으로 각광받았다. 이처럼 미인관은 시대와 사람에 따라 많은 차이가 있다.

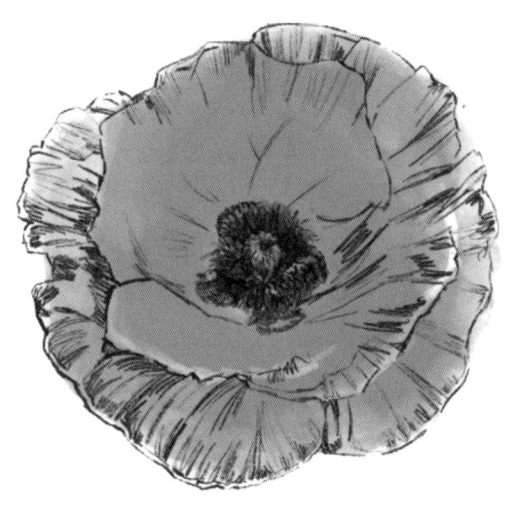

식문화와 역사적 사건

이집트 여왕, 클레오파트라의 코 높이에 대한 역사 문화적 풀이

서양 역사에서 가장 많이 등장하는 미녀는 누구일까. 아마 클레오파트라(B.C 69~30년)일 것이다. 유럽 문명의 시원인 고대 이집트나 고대 로마와 관련된 이야기에는 늘 그녀의 이름이 자연스럽게 따라 나온다. 매혹적인 그녀의 아름다움은 시간과 공간을 넘어 많은 이들의 찬사를 받았으며, 다양한 예술과 공연의 모티브로 활용되었다.

그리스의 역사가 플루타르크는 그녀와 로마의 지배자 안토니우스와의 만남을 상세하게 묘사했다. 프랑스 수학자 블레즈 파스칼은 명언으로 그녀를 불멸의 스타로 각인시켰다. 파스칼은 저서 〈팡세〉에서 "클레오파트라의 코가 3mm만 짧았다면 지구의 표면이 변했을 것"이라고 했다.

클레오파트라는 역사의 인물이며, 동시에 신화의 주인공이다. 이집트의 여왕, 로마 지배자 카이사르와 안토니우스 유혹, 비참한 최후 등은 역사의 팩트다. 그러나 고혹적인 매력녀 이미지는 사후에 예술가들이 만들었다. 그녀의 시대를 초월한 미모는 확인할 수 없는 상상 속 이미지일 수 있다.

신비의 여인, 클레오파트라의 아름다움에 대한 궁금증 세 가지를 탐색해보았다.

첫째, 그녀의 외모다. 그녀는 2천 년 가깝게 서구형 미인으로 인식됐다. 고대 로마의 역사가 디온 카시우스는 클레오파트라를 도저히 거부할 수 없는 마력을 지닌 최고 미인으로 추앙했다. 그는 클레오파트라보다 불과 200년 뒤의 인물이다. 이는 당시 로마에 클레오파트라의 미모가 전설처럼 내려왔음을 의미한다.

또한 그녀의 모습으로 추정되는 유물들은 한결같이 늘씬한 미인상이다. 근세에는 영국의 문호 셰익스피어가 그녀의 아름다운 매력을 글로 토해냈다. 영상매체인 현대 영화에서는 엘리자베스 테일러 같은 미모의 여배우가 클레오파트라 역할을 맡았다. 아름다운 그녀에 대한 시각은 변하지 않는 진리처럼 인식됐다.

그러나 2001년 영국 대영박물관의 클레오파트라 특별전을 계기로 고정관념이 일부 무너졌다. 새로 발굴된 유물 등이 포함된 이 전시회에서도 그녀를 상징하는 유물 상당수는 고혹적이고 아름다움의 극치였다. 그러나 그녀가 살았던 시기의 유물에서는 다른 모습도 보였다. 근엄하지만 평범한 얼굴에 긴 매부리코, 고르지 못한 치열, 150cm 정도의 작은 키, 살찐 목덜미, 통통한 몸매의 작품이다. 수많은 예술가들이 찬미한 미모와는 상당한 거리가 있었다.

이에 대해 옛 시대의 매력녀는 날씬함보다는 통통함이라는 시각도 있다. 또 그녀의 매력을 뇌쇄적인 외모보다는 다양한 언어구사와 변화무쌍한 화술에서 찾기도 한다. 빼어난 화술의 지성적 아름다움이 돋보였을 것이라는 풀이다.

둘째, 그녀의 인종이다. 그녀는 전형적인 서구형 미인으로 인식되었다. 그런데 그녀의 여동생인 아르시노에로 추정되는 무덤 인골의 해부학적 특징이 흑인과 유사했다. 만약 그 무덤의 주인공이 아르시노에가 맞다면, 그녀의 어머니는 흑인이라는 결론이 나온다. 클레오파트라의 어머니 트뤼파에나는 그리스계로 알려져있다. 그러나 명확하지는 않다.

분명한 것은 아버지가 그리스계인 백인이라는 사실이다. 클레오파트라는 프톨레마이오스 왕조의 마지막 파라오다. 이 왕조는 (300년 전에) 그리스 알렉산드로스 대왕의 친구이자 부하인 프톨레마이오스가 개창했다. 이후 그의 후손이 대대로 파라오가 되었다. 실제로 이집트 파라오들의 이미지는 모두 유럽 백인형에 가깝다. 이를 감안하면 클레오파트라는 그리스계 백인임이 유력하다. 다만 희박하지만 아프리카계 흑인의 피가 섞였을 개연성은 있다.

셋째, 코의 비밀이다. 파스칼은 그녀의 코가 조금 낮았으면 세계 역사가 바뀌었을 것으로 보았다. 코는 얼굴의 중심으로 호감을 결정하는 중요 요인이다. 파스칼은 단순히 코의 위치나 형태, 크기를 논한 것이 아닐 수 있다. 종교적, 문화적 측면으로 이해했을 수 있다. 고대 이집트는 향료 문화가 극히 발달했다.

이집트인에게 향은 신과 인간의 매개체였다. 향을 신의 눈물이나 땀으로 여겼다. 파라오들은 신과 소통하기 위해 엄청난 향료를 구입했다. 특히 클레오파트라는 향에 진심이었던 여인이다. 자신만의 '커피향'을 즐기고, 전용 유람선은 장미로 장식했으며, 목욕은 향유로 했고, 침실은 꽃향이 진동하게 했다.

이 같은 환경에서 그녀는 안토니우스를 고혹적인 자태로 유혹했다. 클레오파트라는 향에 익숙해 이성적 판단이 가능했다. 반면 향에 후각이 마비된 안토니우스는 취음 상태가 되었다. 그 결과 그는 위대한 장군이 아닌 사랑의 포로에 불과하게 되었다. 만약 그가 장미향에 취하지 않았다면 세계의 역사는 달라지지 않았을까.

최근 클레오파트라의 무덤과 연결될 것으로 추정되는 터널이 발견되었다고 한다. 그녀가 비만이었는지, 그녀의 죽음이 독에 의한 자살인지 아니면 타살이었는지 어떤 새로운 이야기들이 나올지 기대된다.

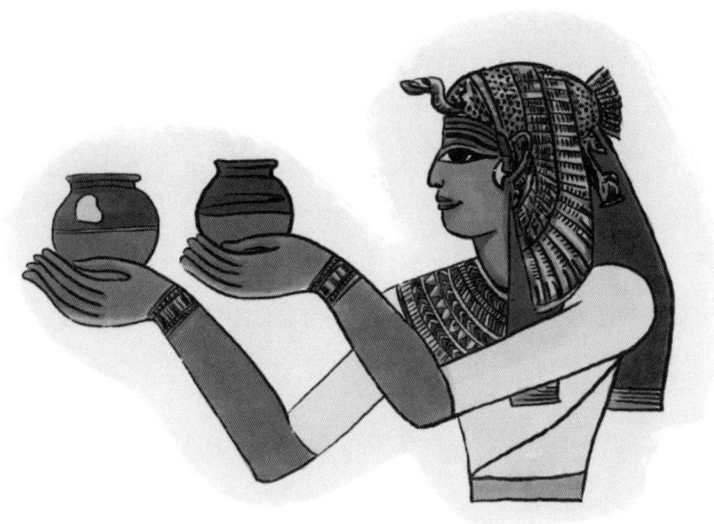

미스코리아 진선미와
파리스의 심판

　미스코리아 선발대회는 한때 지상파 방송에서 중계할 정도로 큰 인기를 끌었다. 수상자는 요즘의 아이돌 못지않은 관심을 받기도 했다. 그야말로 '꿈속에서 뽑힌 미스코리아'라는 표현이 어울릴 정도였다.
　그런데 미인대회는 긍정적인 면만 있는 게 아니다. 부정적인 면 중 하나는 많은 사람과 거리가 있는 '쭉쭉빵빵' 미녀들의 독무대라는 점이다. 또 대부분의 대회 참가자는 평균적인 키보다 훨씬 크고, 신체 비율도 7등신이나 8등신을 향하고 있다. 역시 보통 사람들의 신체 비율과는 거리가 있다. 또한 한결같이 개미 허리나 수양버들 허리 같은 날씬함을 드러내고 있다.
　미인대회는 날씬하고 싶고, 아름다워지고 싶은 인간의 욕망을 자극하기에 충분하다. 마르고 날씬한 몸매가 아름답다는 인식을 부지불식간에 심어주고 있다. 상당수 사람들은 더 날씬해지고, 더 예뻐지기 위해 운동을 하는 등 적극적으로 나섰다.
　하지만 아름다움은 날씬한 8등신에서만 찾을 수 있는게 아니다. 전통 시대에는 오히려 통통한 미녀가 더 각광받았다. 아름다움에 대한 관점은 다양하다. 사람마다 인식이 다르다. 그렇기에 미에 대한 일률적이고 획일적인 관점은 바람직하지 않다.
　미인대회의 근원을 생각해도 그렇다. 미인대회 시작은 그리스 신화인 파리스의 심판(judgement of Paris)으로 볼 수가 있다. 트로이의 왕자인 파리스는 인간 중 가장 잘생긴 남자였다. 그는 신들의 왕인 제우스의 명령으로 가장 아름다운 여신을 뽑는 판결을 한다. 대상은 전쟁과 지혜의 여신인 아테나(미네르바), 신들의 여왕인 헤라(주노), 미와 사랑의 여신인 아프로디테(비너스)였다.

세 여신은 파리스에게 자신을 최고 여신으로 뽑아주기를 청하며 반대급부를 제시했다. 아테나는 전쟁에서의 승리와 명예, 헤라는 부귀영화와 권력, 아프로디테는 지구촌 최고 미녀 제공을 각각 약속했다. 파리스의 선택은 감각적 쾌감의 미를 제시한 아프로디테였다. 파리스는 세상 최고 미인인 스파르타의 왕비 헬레네를 차지했다. 이에 헬레네를 되찾으려는 그리스인들과의 충돌이 불가피해졌다. 이것이 트로이전쟁으로, 파리스는 화살에 맞아 죽고, 나라는 망하게 됐다.

이 신화는 후일 유럽의 많은 화가들의 작품으로 재탄생되었다. L. 크라나흐(Lucas Cranach), C. 로랭(Claude Lorrain), P.P. 루벤스(Peter Paul Rubens), F. 부셰(François Boucher), G.F. 워츠(George Frederick Watts) 등이다. 이들 작품에서 세 여신은 균형 잡힌 육감적이고 탄력적인 몸매로 표현됐다. 지금의 미인대회에 나오는 날씬한 여성상은 아니다.

사람이 끌리는 감각적인 아름다움도 다양하다. 복스럽고 통통한 외모에 매력을 느낄 수도 있고, 날씬한 수양버들 허리에 시선을 빼앗길 수도 있다. 그런데 눈길만 사로잡는 아름다움만 추구하면 참된 진리와 합리적인 판단을 놓칠 수도 있다.

고대 그리스 여신들의 미인대회는 외모의 아름다움인 미(美)에 앞서 참된 진(眞)과 착한 행동인 선(善)이 우선됨을 말하려는 의도가 숨어 있었다. 이는 고대 그리스의 철학자 플라톤의 영혼 3분설과도 맥락을 같이한다. 플라톤은 영혼을 사유하는 능력인 이성, 합리성과 비합리성이 혼재하는 기개, 헤아릴 줄 모르는 비합리적인 욕망의 결집으로 보았다. 그는 공부를 통해 이성은 지혜, 기개는 용기, 욕망은 절제로 승화시켜야 한다고 주장했다. 즉, 정신적 아름다움을 강조했다.

현대의 미인대회도 고대 그리스 여신들의 미인대회와 플라톤이 생각한 진리의 가치 정신이 이어지고 있다. 외모가 빼어난 사람을 선발하는 행사이면서도, 미(美)에 못지않게 선(善)을, 그리고 진(眞)의 아름다움을 알리려는 깊은 의미가 있다. 그렇기에 미인선발대회 1,2,3위 수상자는 미선진(美善眞)이 아닌, 진선미(眞善美)로 시상된다.

참된 아름다움은 날씬함도 통통함도 비만도 뛰어넘는다. 진정한 아름다움은 헤아리는 마음과 나누는 행동이 아닐까.

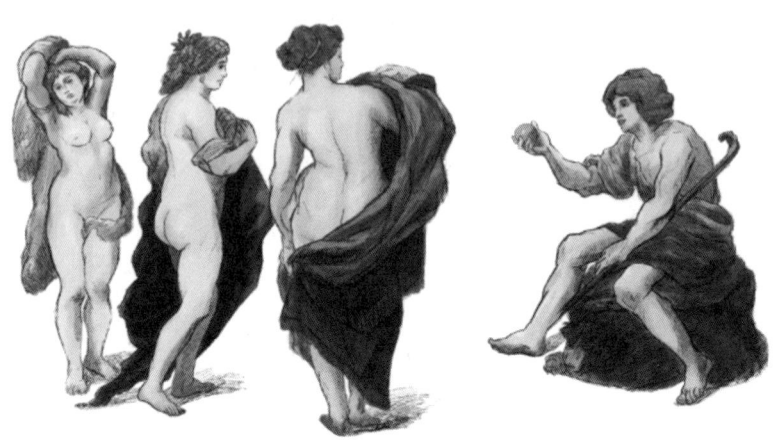

'겨울 나그네'를 작곡한 가곡의 왕 슈베르트의 체형과 예술성

무한 재능이 폄하된 청년! 병마와 고독에 맞서던 천재! 그는 찬 바람 불던 11월에 삶을 달리했다. 나이는 불과 31세였다. 겨울 문턱에서 영원한 나그네가 된 그는 오스트리아 음악가 슈베르트(1797~1828년)다. 훗날 가곡의 왕으로 불리는 그는 '겨울 나그네'를 작곡한 다음 해에 숨졌다.

연가곡 겨울 나그네는 고단한 삶의 마침표를 찍은 그의 인생이 담긴 듯 애잔하다. 겨울 나그네에는 어두움과 사색의 선율이 흐른다. 세상에서 외면된 나그네의 길 잃은 모습이 보인다.

가곡의 내용은 그의 독백일 수도 있다. 실연의 아픔, 인정받지 못하는 재능에 대한 절망을 노래하는 것일 수도 있다. 겨울 나그네는 눈 덮인 들판에서 방황하는 청년의 이야기다. 이방인으로 왔다가 이방인으로 떠나는 모습이다. 추운 겨울, 연인과 이별한 청년은 눈 덮인 황량한 벌판을 헤맨다. 절망과 고통 속에 죽음의 상념이 스며든다. 그는 늙은 악사에게 함께 여행을 제안한다.

가곡 겨울 나그네의 제목은 'Die Winterreise'다. 직역하면 '겨울 여행'이다. 그런데 의역인 겨울 나그네가 감정에 더 와닿는다. 나그네든, 여행이든 키워드는 겨울이다. 겨울은 추움과 배고픔의 상징이다. 추운 겨울은 을씨년스럽다. 먹거리마저 없다면 그 아픔은 더욱 뼈저릴 수밖에 없다. 가난한 슈베르트는 밤늦게 떨이 음식을 사 먹었다. 그렇기에 겨울은 인정받지 못하고, 그래서 돈 못 버는 예술가 슈베르트 자신과 일치한다.

겨울 나그네에 대한 느낌은 모두 다를 수 있다. 스산한 바람 속에서 삶의 진지함을 생각할 수도 있고, 갈 길 잃은 청춘의 아픔에 눈물 흘릴 수도 있다.

그러나 절망의 끝은 희망이기도 하다. 깊은 골짜기에서 보면 다시 올라갈 산이 보인다. 가슴 시린 겨울이 끝나면 마음 따뜻한 봄이 온다. 슈베르트가 조금 더 살았다면 겨울의 아픔을 이겨낸 봄의 희망을 노래하지 않았을까.

슈베르트는 역경을 이겨낸 사람이다. 환경에 굴복하지 않았다. 그의 초상화는 멋진 예술가로 표현됐다. 그러나 실제 모습은 그렇지 않았다. 북부 유럽인은 기골이 장대하다. 반면에 그는 155cm 정도의 작은 키였다. 머리카락은 고수 물결이었고, 코는 들창코에 가까웠다. 눈썹이 진하고, 눈은 부드러웠으나 지독한 난시였다. 잠자리에서도 안경을 쓸 정도였다.

별명은 뚱보다. 이는 몸이 통통하다는 의미다. 그러나 먹지 못해 삐쩍 말랐다는 설도 있다. 작고 통통한 몸이든, 작고 마른 몸이든 긍정적인 이미지를 만들기엔 불리하다. 성격도 내향적이고 예민한 편이었다. 이 같은 외모와 성격 탓인지 그는 여성에게서 인기가 거의 없었다. 게다가 가난 때문에 첫사랑 테레제도, 그녀의 부모 반대로 맺어지지 못했다.

그의 꿈은 음악가였다. 하지만 궁핍한 생활을 예감한 아버지는 그의 진로를 반대했다. 이로 인해 아버지와의 불협화음이 이어졌다. 천부적인 능력을 지녔으나, 그것을 풀어갈 여건이 무르익지 않았고, 능력을 제대로 인정받지도 못했다. 천재이지만 세상에서 환영받지 못하는 악조건에서 살아야 했다.

그럼에도 불구하고 슈베르트는 순박하고 순수했다. 남자 친구들과는 잘 어울렸다. 그는 친구들과 긴 수다를 즐겼다. 친구들이 부르는 노래에서 영감을 얻어 작곡하기도 했다. 메모 습관이 있는 슈베르트는 악상이 떠오를 때마다 메모했다. 그 결과 31년의 짧은 생애에도 불구하고 998개의 곡을 썼다. 그중 가곡은 663곡이었다.

음악과 시를 좋아한 슈베르트는 군중 속의 고독을 작곡으로 승화시켰다. 시와 음악을 동등한 반열에 오르게 한 작곡가가 되었다. 앞선 시대의 가곡에서 반주는 시가 잘 전달되게 하는 의미가 컸다. 이 시대에 슈베르트는 음악을 통해 시를 풀이하게 하는 다리를 놓았다. 고전주의에서 낭만주의로 가는 가교 역할을 했다.

'가곡의 왕'으로 칭송되는 슈베르트, 그는 외모가 아닌 내면의 울림으로 운명을 개척한 음악가다. 통통한 비만형이든, 뼈쩍 마른 가냘픈 몸이든 슈베르트에게는 전혀 관계가 없었다. 음악적 영감, 예술적 표현에서는 심상의 아름다움이 절대적이기 때문이리라.

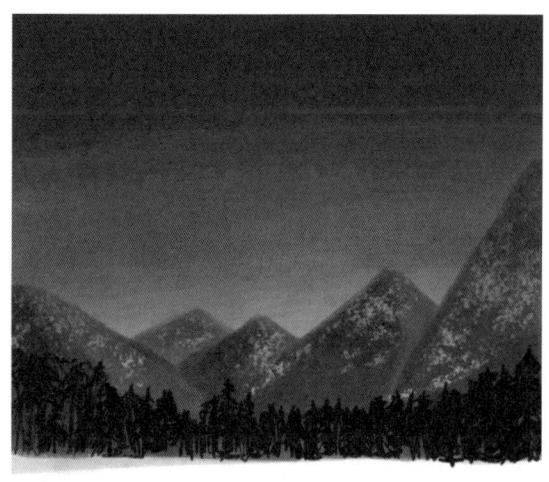

셰프 출신의 국무총리 이윤과
고대 국가의 요리사

　음식을 조리하는 셰프의 인기가 절정으로 치솟고 있다. 대중문화를 선도하는 방송에서는 앞서거니 뒤서거니 음식 프로그램을 만들고 있다. 영역도 '단순 먹방'에서 '취미 또는 전문 쿡방', '음식 쇼'로 진화했다. 학생들의 장래 희망 조사에서도 셰프는 상위권에 포진해 있다. 이런 사회 흐름을 반영하듯이 유명 요리사나 저명 음식 유튜버의 인기는 스타 연예인이 부럽지 않을 정도다. 정치인들이 종종 음식 프로그램에 참여하기도 한다.
　정치와 셰프는 유래가 깊다. 음식이나 정치 발달사에서 보면 초기에는 셰프가 곧 고위 정치인이었다. 정치를 단순화하면 먹거리 확보와 분배라고도 할 수 있다. 원시시대부터 사람들은 무리 생활을 했다. 연약한 인간은 야생의 동물과 싸우고, 먹거리를 얻기 위해 협동해야 했다. 먹거리를 많이 얻는 능력자 주위에 사람이 모였다. 지금이야 풍족한 음식으로 비만이 사회문제가 되기도 하지만 과거에는 음식이 곧 삶이었다.
　능력자는 자연스럽게 우두머리가 되었다. 집단이 커지면서 우두머리는 씨족장, 부족장이 되었다. 집단이 유지되기 위해서는 먹거리 분배가 제대로 되어야 한다. 그 일을 우두머리 혼자 감당할 수가 없었다. 이때 1인자를 도와 사람들을 다스리는 2인자가 나타난다. 그가 바로 재상(宰相)이다. 임금을 보필하는 신하 중 최고 책임자인 재상의 역할 중 하나가 음식을 장만하는 것이었다.
　고대로 갈수록 하늘이나 조상에 지내는 제사가 중요했다. 재상은 제수 준비와 음식 분배 총괄도 했다. 고대 중국의 주(周)나라에서는 그 직책이 천관총재天官冢宰)였다. 여기에서 발전한 게 재상(宰相)이다. 한자 뜻으로 재(宰)는 요리를 하는 자, 상(相)은 보행을 돕는 자다. 집안에서 시중드는 일은 음식과 깊은 관련이 있다. 요즘 시각으로 보면, 고대 부족국가 초기의 재상은 요리사인 셈이다.

그러나 재상은 군주의 단순한 노비가 아니었다. 역학 구도에 따라서는 군주의 스승이 되기도 했고, 부족장의 업무를 상당 부분 대신하는 존재였다. 셰프인 재상은 자연스럽게 정치에 막강한 영향력을 펼쳤다. 그 결과 정치 행위에 대해 '국정을 요리한다'고도 표현한다.

노자는 '도덕경'에서 통치 행위를 작은 생선 요리로 설명했다. 기울어 가는 회나라의 안타까움을 노래한 '시경(詩經)'의 '비풍(匪風)'에서는 나라를 잘 다스릴 인물을 요리사로 비유하고 있다. "누가 능히 생선을 삶을 수 있을까. 내 그를 위해 가마솥을 씻겠네."

춘추시대의 민요집인 시경에는 후세인들이 풀이를 달았다. 비풍 부분에서는 '생선을 요리할 때 자주 뒤집으면 살이 쉽게 부서진다. 나라를 다스릴 때 번거롭게 하면 백성이 흩어진다. 곧 정치는 생선 요리처럼 하는 것'이라고 주석했다.

기록에 남는 첫 재상 요리사는 이윤(伊尹)이다. 중국 상고시대인 상나라의 개국공신인 그는 왕도정치를 실현한 인물로 손꼽힌다. 맹자는 이윤에 대해 "들에서 농사지었고, 요순의 도를 실천하며 산 인물"이라고 평한 뒤 '임성(任聖)'이라 호칭하였다. 임성은 세상의 문제를 자신의 잘못으로 삼은 성인을 뜻한다.

초야에서 농사를 지으며 홀로 도를 실천하던 이윤은 요순시대와 같은 이상사회 건설을 위해 현실정치에 나섰다. 그가 세상에 나선 과정에는 두 가지 설이 엇갈린다. 하나는 이윤의 명성을 흠모한 상나라 탕왕(湯王)이 다섯 차례에 걸쳐 출사를 간곡히 청했다는 이야기다. 인재 영입에 정성을 다하는 '오청이윤(五請伊尹)' 고사의 배경이다.

이윤이 탕왕을 만나기 위해 요리사로 가장했다는 설화도 있다. 이윤은 탕왕이 천하를 논할 큰 그릇임을 알았다. 그러나 그를 만날 수 없었다. 이에 탕왕에게 시집가는 유신씨의 주방 담당 하인으로 들어갔다. 여기서 나온 설화가 '이윤부정(伊尹負鼎)'이다. 이윤이 주방조리기구를 짊어지고 탕왕에게 간 것을 뜻한다. 그는 맛있는 요리를 매개로 해 탕왕과 가까워졌다.

이윤은 탕왕에게 정치를 요리에 빗대어 설명했다. 그는 탕왕에게 하나라 걸왕을 정벌해 천하의 백성을 구하라고 청했다. 한비자의 '난언(難言)' 편에 의하면 이윤은 탕왕에게 70번이나 군사를 일으키도록 설득했다.

마침내 탕왕은 정벌군을 편성해 걸왕의 하나라를 멸망시켰다. 이윤은 하나라 정벌 때 생선의 가시를 바르듯 세심하게 계획을 짰다. 먼저, 하나라의 전력 탐색 차원에서 계속하던 조공을 중지했다. 이에 걸왕은 군사를 일으키려 했고, 이윤은 탕왕에게 다시 조공하게 했다. 때가 무르익지 않았기 때문이다.

시간이 지난 뒤 탕왕은 다시 조공을 중지했다. 이때는 폭정으로 내정이 뒤숭숭한 걸왕이 군사를 일으키지 못했다. 적의 상황을 안 이윤은 탕왕에게 정벌을 단행하라고 건의했다. 천하의 제후들은 모두 걸왕을 버리고 탕왕에게 머리를 조아렸다. 문헌 상 첫 셰프 재상인 이윤은 이후 탕왕과 그의 아들이 태평성대를 이루는 데에 큰 역할을 했다.

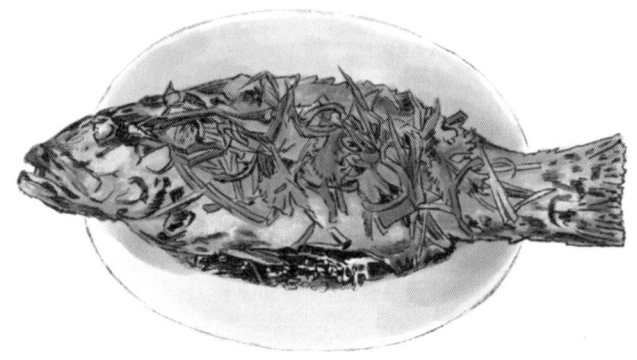

고려를 폄하한 작가 소동파와
동파육 이야기

　한 사람에 대한 평가는 늘 다양하기 마련이다. 시각에 따라 여러 가지 해석이 가능하기 때문이다. 다각도로 한 인물을 평가하면 우리가 모르는 또 다른 모습을 볼 수 있다. 당송팔대가(唐宋八大家)중의 한 명인 소식(蘇軾, 1037~1101년)도 여러 얼굴을 가진 인물이다.
　북송(北宋)의 문학가이자 정치가인 소식의 자는 자첨(子瞻)과 화중(和仲)이고, 호는 동파거사(東坡居士)다. 흔히 소동파로 불리는 그는 당대 최고의 시인이며 서예가다. 그의 시에서는 철학적 고민이 두드러진다. 또한 남성적이며 서사적이다.
　소동파는 그 무렵에 일반적이던 여성적이며, 서정적 시류와는 다른 새로운 시풍(詩風)을 물결치게 했다. 소동파의 대표작은 유배지에서 쓴 적벽부(赤壁賦)다. 시에는 절경의 찬미와 함께 인생의 철학이 담겨있다.
　소동파의 문학세계는 중국은 물론 우리나라에도 큰 영향을 미쳤다. 고려와 조선의 상당수 문인이 그의 시에 푹 빠졌다. 고려의 학자 이규보는 "과거에 합격한 선비들이 문학 공부를 하면서 소동파의 시에 매료된다."고 했다. 삼국사기의 저자 김부식은 자신과 동생(김부철)의 작명 때 소식과 소철(蘇轍) 형제의 이름 자를 따왔다.
　세종 때의 화가 안견은 소동파를 생각하며 적벽도(赤壁圖)를 그렸고, 퇴계 이황은 소동파의 문장에 대해 엄지 손가락을 세우며 "글을 짓는 데 모범으로 삼을 만하다"고 칭찬했다. 많은 선비가 적벽부를 줄줄 외웠다. 이 같은 소동파 앓이에 대해 조선 중기의 심수경 허균 등은 비판적인 시각을 보이기도 했다.

고려와 조선이 사랑한 소동파는 국제정세에 어두운 인물이었다. 그가 살던 시기의 동아시아는 고려와 북송, 거란이 각축했다. 북송 서쪽에는 서하도 건재했기에 동아시아 국제정세는 4강 체제였다. 고려와 송나라는 우호 관계였다. 거란의 압박에 국력이 약화된 북송은 고려를 크게 의식했다. 나라의 살림에 문제가 될 정도로 북송은 고려 사신을 환대했고, 고려의 외교관은 상대적으로 고자세였다.

이를 굴욕외교로 여긴 소동파는 반 고려 입장에 섰다. 이 무렵에 거란은 송나라를 치기 위해 고려를 침공했다. 그런데 소동파는 거란과 고려의 전쟁 사실도 모른 채 고려를 오랑캐로 칭하는 개인적 편견과 적대감을 드러낸다. 그는 상소문인 '논고려진봉장(論高麗進奉狀)'에서 "고려 사신 접대를 위해 사관을 짓고, 배를 건조하느라 농민, 어민, 상인들이 병이 날 정도로 힘들어한다. 나라에는 조금의 이득도 없는데, 오랑캐는 엄청난 이득을 얻는다."고 했다.

또한 고려 사신들에게 서적을 판매하지 말도록 청원했다. 송사(宋史) 외국열전, 고려전에 실린 내용이다. "고려와의 교역에서 우리나라는 아무 이익이 없다. 오히려 손해가 다섯 가지나 된다. 고려가 요청한 책들과 금박 등은 수매를 받아들이면 안 된다(貊賊入貢 無絲髮利 而 有五害 今請 諸書 與 收買 金箔 皆 宜勿許)."

북송의 국수주의자이고, 혐한파인 소동파는 여인에 대해서도 전통관념에서 벗어나지 못했다. 중국 봉건사회의 악습인 전족(纏足)을 아름답게 묘사했다. "두 발로 서고자 하나 넘어지네. 가늘고 고와 아마도 어려울 것 같네. 손바닥 위에서 보아야겠네."

그는 또한 미식가이도 했다. 차(茶)에 대해 일가견이 있던 그가 오늘날에도 유명한 것은 돼지고기와 관계있다. 중국 4대 요리로 꼽히는 동파육(東坡肉)이 있다. 두툼한 돼지 삼겹살의 보드러운 식감, 비계의 고소함과

껍질의 쫄깃함, 소흥주(紹興酒)의 은은한 향취도 묻어 있는 요리다.

그와 동파육의 연관설은 조금씩 다른 여러 가지 버전이 있다. 하나는 43세 때 항저우에서 굶주린 사람을 위해 돼지비계로 만든 음식이라는 것이다. 그가 항저우에 간 것은 유배라는 설도 있고, 태수라는 설도 있다. 그는 폐허가 된 서호에 제방을 쌓아 백성들이 농사를 잘 짓게 했다. 백성들은 돼지고기를 선물했다. 소동파는 고기를 큰 솥에 요리하여 사람들에게 먹게 했는데, 이것이 동파육이 되었다는 것이다.

또 다른 의견은 우연이라는 설이다. 그가 항저우 태수 재직 시 친구를 만나러 가는 길에 주막에 들렀다. 허기를 느낀 소동파는 돼지고기와 술을 주문했다. 그런데 의사전달이 잘못돼 주인이 술과 돼지고기를 함께 삶은 요리를 내왔다. 소동파는 화가 났지만 우선 음식을 먹었는데, 의외로 맛이 좋았다.

이후 그는 주막의 단골이 돼, 주문 실수로 나온 돼지고기 요리를 찾곤 했다. 태수가 찾는 주막은 금세 유명 식당으로 소문났고, 덩달아 돼지고기 요리도 인근으로 빠르게 퍼져나갔다. 사람들은 소동파가 먹은 고기에 '동파육'이라는 이름을 붙였다.

문학가 소동파와 연관있는 동파육은 돼지고기의 삼겹살과 비계가 들어가 있다. 삼겹살에는 미네랄과 비타민B 등 영양이 풍부하다. 비계는 맛을 향미롭게 한다. 건강 측면에서 돼지고기 요리는 굽는 것보다는 삶는 게 좋다. 이런 점에서 동파육은 훌륭한 요리다. 다만 삼겹살에 많은 지방과 비계의 기름기는 비만의 원인이 될 수도 있다. 또한 과한 양념은 노화와 비만 측면에서도 좋지 않다. 살이 찌면 성인병에 취약하게 된다. 따라서 동파육도 여느 음식과 마찬가지로 폭식하는 것은 삼가야 한다.

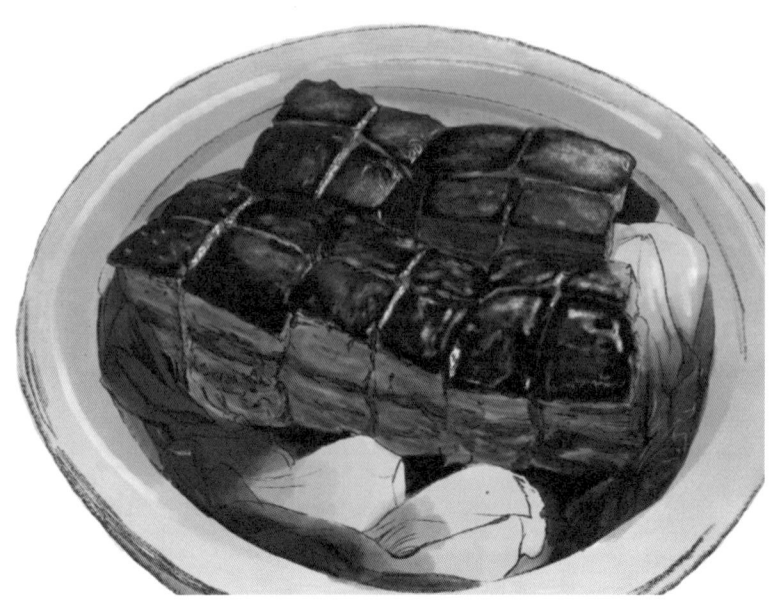

비거니즘과
아돌프 히틀러의 채식주의

"인류의 타락은 채식을 포기하면서 시작됐다. 인류는 그들이 먹은 동물의 피로 오염되고 썩어서 쇠락의 길로 접어들었다." 음악가 바그너가 쓴 '영웅주의와 기독교'의 한 대목이다. 19세기 낭만파 음악가인 바그너의 멜로디는 감미로우면서도 게르만 민족의 고대신화를 일깨우는 웅장함이 있었다.

그의 음악에는 게르만 민족주의가 내재되어 있었다. 독일의 독재자 히틀러(1889~1945년)는 바그너의 음악에 심취했다. 그의 사상에도 공감했다. 게르만 민족주의와 채식주의가 그것이다. 아리안 우월주의에 빠진 독재자 히틀러는 세계를 제2차대전의 수렁에 밀어 넣었고, 수많은 민간인을 학살했다.

광기 어린 독재자, 포악함의 극치였던 그는 의외의 주장을 하기도 했다. "육식 탓에 사람의 인성이 포악해진다. 미래의 먹거리는 채식이다." 육식을 멀리한 그는 근현대사 최초로 동물보호법을 만든다. 애견가인 히틀러가 만든 동물보호법에는 동물생체실험 금지, 동물 꼬리 자르기 금지 등이 포함돼 있다.

동물을 사랑한 독재자의 식탁은 어땠을까. 히틀러의 식단은 고기가 빠진 식재료로 구성됐다. 아스파라거스, 감자, 파스타, 피망, 쌀, 고추, 샐러드 등의 식재료로 음식이 차려졌다. 중년 이후에는 특히 케이크, 초콜릿, 빵, 과자 등 단 음식을 즐겼다. 그의 식단은 해외에서도 화제였다. 뉴욕타임즈의 1937년 기사에는 히틀러의 식성이 실려 있다. "히틀러는 고기를 먹지 않고, 술도 마시지 않는다. 그의 식탁은 물, 수프, 채소, 달걀이 전부다." 그 무렵의 독일 언론은 히틀러의 동물 사랑과 생명존중, 채식주의를 부각시키곤 했다.

독재자의 비서였던 트라우들융은 회고록에서 "히틀러는 감자 요리 외에는 별다른 것을 찾지 않은 채식주의자"라며 "주 음식보다는 보조 음식을 즐겼다"고 설명했다. 트라우들융은 고기에 얽힌 일화도 책에서 소개했다. 요리사 크뢰멜이 몰래 고기 국물을 내고, 지방을 섞기도 했는데, 히틀러가 대부분 알아챘고, 복통을 앓았다는 것이다. 또 히틀러는 요리사 크뢰멜에게 감자를 으깬 요리와 고기 없는 맑은 국물을 주문했다고 밝혔다.

2차대전 중에 히틀러의 식사 비서 중 한 명이 마르고트 뵐크였다. 그녀의 임무는 히틀러의 음식을 먼저 먹는 것이었다. 그녀가 시식 후 독이 없음을 확인한 후 히틀러는 식사했다. 2년 6개월 동안 근무한 그녀는 "히틀러가 고기를 먹는 것을 단 한번도 보지 못했다"고 했다.

히틀러의 신체에서도 고기를 먹지 않았음이 확인되고 있다. 필리페 샤를리에 등 프랑스 법의학 연구진이 히틀러의 턱뼈와 치아를 분석했다. 그 결과 히틀러의 남은 5개의 치아에서 전혀 고기 연관 흔적이 발견되지 않았다. 1945년 자살한 히틀러의 시신은 소련군이 불태웠고, 남은 유골이 러시아연방보안국(FSB)에 보관돼 있다.

주변 인물의 증언과 치아 흔적, 언론 보도 등에 의하면 히틀러는 철저한 채식주의자임이 분명하다. 젊은 시절에 미식가에다 고기도 섭취했던 히틀러는 20대부터 금주를 하고, 엄격한 식습관에 관심을 갖게 된다. 나치의 전신인 독일 노동자당 시절에는 닭과 비둘기 요리를 먹고, 와인을 마신 증언도 있다. 또 정치적 제스처 차원이나 소화 촉진을 위해 맥주를 조금씩 마시기도 했다. 히틀러는 만성 소화불량에 시달렸다. 이에 그는 건강관리를 위해 의사의 조언대로 생선과 고기를 섭취하기도 했다.

히틀러가 본격적으로 육류를 중단한 것은 1931년 조카 겔리 라우발의 자살 이후라는 설이 있다. 히틀러는 육식 때 죽은 조카의 이미지가 떠올라 힘들어한 것으로 전해진다. 육식이 인체를 오염시킨다고 생각한 그는 식물성 식단에 집착했고, 금연 캠페인을 하고, 술을 멀리했다.

먹거리를 대하는 히틀러에게는 청교도와 같은 금욕적인 분위기가 느껴진다. 그러나 동물을 이용한 식품이나 제품을 근본적으로 배척하는 완전한 비건(vegan)은 아니다. 고기는 먹지 않았지만 요리에 동물성 식품인 달걀이 포함되었기 때문이다. 또한 그가 믿었던 '육식은 포악한 성품을, 채식은 영적으로 맑음을 이끈다'는 일반화도 오류가 있다. 무엇보다 채식주의자인 히틀러 자신이 악의 축이기 때문이다. 또한 세계 도처에는 성인(聖人)에 가까운 많은 지혜로운 사람이 육식을 하고 있다.

그렇다면 히틀러의 주장처럼 채식만 하면 인체는 어떻게 될까. 육류 섭취가 일반화된 현대는 영양 과잉 시대다. 비만인구가 늘고, 대장암 등 육류의 과다 섭취로 인한 문제들도 증가하고 있다. 그렇기에 의사들도 채식을 적극적으로 권장하는 분위기다. 하지만 극단적인 채식은 건강에 악영향 가능성이 높다. 채식만으로는 사람에게 하루 필요한 모든 영양분을 다 섭취하는 데엔 어려움이 있기 때문이다. 따라서 지나친 육식이나 과한 채식은 바람직하지 않다. 균형 잡힌 식단은 동식물성 식재료가 적절하게 더해질 때다.

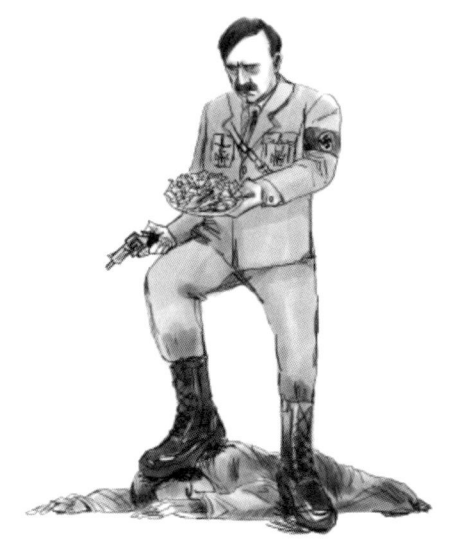

식문화와 역사적 사건

여성 최초로 노벨상 받은
마리 퀴리와 영양실조

여성 최초의 노벨상 수상자는 누구일까. 1903년에 노벨 물리학상을 받은 마리 퀴리(1867~1934년)다. 방사능을 함유한 폴로늄과 라듐 발견을 공로로 남편 피에르 퀴리와 함께 수상했다. 그녀는 1911년에 화학상을 받아서 노벨상 2관왕이 되었다.

또 그녀의 딸인 이레네 퀴리와 사위인 졸리오는 인공방사성 원소를 최초로 발견했다. 이 덕분에 1935년에 노벨 화학상을 받았다. 2대에 걸쳐 한 가족 4명이 3개의 노벨상을 수상한 것이다. 그녀는 이례적으로 두 나라의 지폐에 초상이 새겨져 있다. 조국인 폴란드와 실제로 활동한 나라인 프랑스의 지폐다.

노벨상 가족 시대를 연 마리 퀴리는 폴란드 바르샤바에서 태어났다. 부모는 교육자였고, 가정은 화목했다. 당시 폴란드는 러시아의 간섭을 받았다. 학교에서는 러시아어를 사용해야 했다. 이에 반발한 그녀의 아버지는 직장을 잃고, 금전적 사기를 당해 생활이 어렵게 되었다.

그녀는 어렸을 때부터 집중력이 뛰어났고, 폴란드인의 정체성이 강했다. 그녀의 일화들이 한국의 교과서에 실린 적이 있다. 1970년대 초등학교 교과서에는 집중력에 대한 내용이 게재되었다. 늘 책에만 몰두하는 마리 퀴리를 친구들이 놀려줄 계획을 세웠다. 책을 읽는 그녀의 뒤에 책상과 걸상을 높이 쌓은 뒤 순간적으로 쓰러뜨렸다. 우당탕 소리와 함께 설치물이 무너졌다. 그러나 그녀는 한 번 뒤돌아보았을 뿐 책을 계속 읽었다.

1990년대 중학교 국어에는 정체성에 대한 글이 나왔다. 입헌왕국이던 폴란드는 러시아의 직할령이 되었다. 학교에서는 러시아 역사를 배우고, 러시아어를 써야 했다. 장학사는 불시 방문으로 교육상황을 확인했다. 학교를 찾은 러시아 장학사는 그녀에게 러시아 위인, 역사 등을 질문했다. 마리 퀴리는 유창한 러시아어로 장학사가 원하는 답을 했다. 그러나 장학사가 교실에서 나가자 그녀는 담임교사를 부둥켜안고 펑펑 울었다. 빼앗긴 조국, 남의 나라 언어로, 남의 나라 역사를 배우고 말해야 하는 슬픔에 구슬피 운 것이다.

공부를 잘한 마리 퀴리는 대학진학을 준비했다. 그러나 바르샤바대학은 남학생만 받았다. 여학생도 입학이 허가되는 프랑스 유학이 대안이었다. 문제는 유학 자금이었다. 그녀는 가정교사로 학비를 모았고, 23세에 프랑스 소르본대학교에 입학한다. 수학과 물리학을 전공한 마리 퀴리는 결혼 후 남편과 공동으로 방사능 연구에 착수하였다.

라듐과 폴로늄을 발견했다. 방사성 원소 최초로 발견된 두 물질 덕분에 학계는 환호했고, 마리 퀴리의 연구는 새 방사성 원소 탐구의 기폭제가 되었다. 남편 사망 후 여성 최초로 소르본 대학 교수가 된 마리 퀴리는 라듐연구소를 세우고, 연구에 정진했다.

두 차례나 노벨상을 수상했고, 딸도 물리학자로 길러낸 마리 퀴리는 66세이던 1934년에 백혈병으로 숨졌다. 당시로서는 짧지 않은 수명이었다. 그러나 연구 과정에서 줄곧 방사선에 노출된 탓인지 그녀는 말년에 악성 빈혈 등으로 많은 고생을 했다. 마리 퀴리는 사후 61년 만인 1995년에 남편과 역대 위인들이 잠든 파리 팡테옹 신전으로 이장되었다.

마리 퀴리는 천재 과학자 아인슈타인으로부터 많은 위로를 받았다. 두 사람은 1911년 브뤼셀에서 열린 물리학 회의에서 만났다. 석학 24명 중 마리 퀴리가 유일한 여성이었다. 그녀는 당시 불륜설 등으로 미디어에 부정적 기사가 실리는 등 힘든 시기를 보내고 있었다.

프랑스 과학아카데미는 여성으로 폴란드 출신인 그녀의 후보 지명을 거부했고, 노벨상 수상을 위해 스톡홀름으로 가려는 그녀를 스캔들을 이유로 방해했다. 이때 아인슈타인은 편지로 그녀를 위로했고, 마리 퀴리는 우울증에서 벗어날 수 있었다.

이 무렵 아인슈타인은 그녀에게 이렇게 질문을 했다. "엘리베이터가 추락하면 안에 탄 사람들은 어떻게 될까요." 이 궁금증은 100년이 지난 오늘날에도 호기심 천사들에게 흥미로운 관심거리다. 엘리베이터의 추락 마지막 순간에 점프하면 충격을 피할 수 있지 않을까 하는 의문이다. 결론은 물리학적으로는 헛된 희망에 불과하다.

독립심이 강한 마리 퀴리는 대학 시절에 배를 곯았다. 처음에는 결혼해서 파리에서 넉넉하게 살던 언니네 집에 머물렀다. 언니는 동생을 살뜰히 보살폈다. 그러나 언니에게 부담을 주기 싫어한 마리 퀴리는 독립을 했다. 가진 돈이 적었던 탓에 값싼 하숙집을 찾았다. 그녀는 난방이 열악한 방에 살았고, 음식도 제대로 먹지 못했다.

빵 한 조각과 당근 한 개로 하루를 버티기도 했다. 급기야 영양실조로 쓰러졌다. 의사의 응급조치로 생명을 구한 그녀는 언니 집에서 영양보충으로 체력을 회복했다. 또 언니의 간곡한 부탁으로 음식을 잘 챙겨주는 하숙집으로 옮겼다. 영양실조는 에너지 소비가 흡수보다 많은 경우에 생긴다. 잘 먹지 못하거나 위장관에서 영양분을 제대로 흡수하지 못해 일어난다. 영양이 부족하면 체중감소, 피부와 머리카락 등의 푸석거림, 신경계 이상 등 다양한 증상이 수반된다.

그런데 비만인 사람도 영양결핍이 있을 수 있다. 지방이 많지만 단백질, 비타민 등이 부족한 탓이다. 영양결핍 초기에는 충분하게 영양을 보충해주면 회복이 된다. 마리 퀴리는 젊은 날 영양결핍이 있었으나 이후 잘 회복이 되었다. 그렇기에 말년까지 특이하게 마르거나 살찌지 않는 삶을 살 수 있었다.

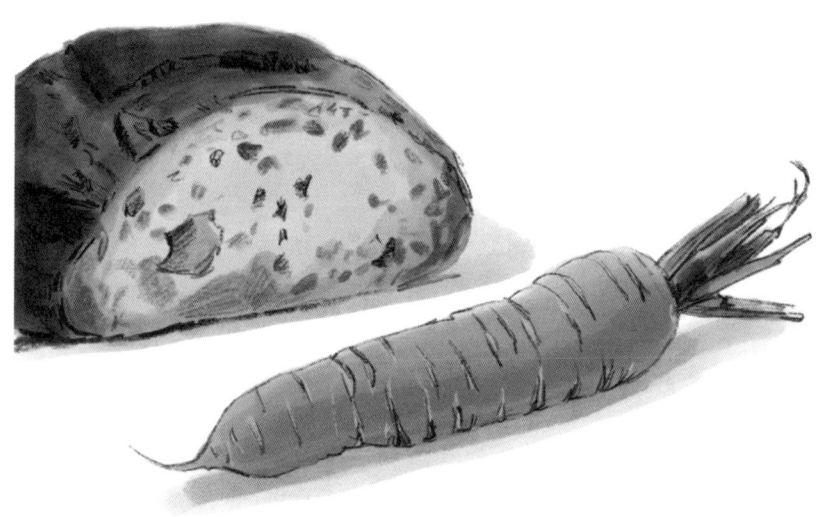

만인의 연인, 선행의 천사
오드리 헵번과 몸매 관리의 대모(大母)

날씬한 몸매를 원하는가(For a slim figure). 그렇다면 그대의 음식을 배고픈 사람과 나누라(share your food with the hungry)! 세기의 여배우 오드리 헵번(1929~1993년)이 음미한 문구다. '만인의 연인'인 그녀는 숨을 거두기 한 해 전인 1992년 크리스마스 이브에 두 아들에게 세월의 향기가 주는 아름다운 시를 낭송했다. 샘 레벤슨(Sam Levenson)이 쓴 세월이 일러준 아름다움의 비결(Time Tested Beauty Tips)이다.

'은막의 스타' 오드리 헵번. 많은 사람들이 그녀를 20세기 최고의 여배우로 추앙한다. 1953년 '로마의 휴일'에서 여주인공 앤 공주로 열연한 그녀는 단숨에 영화계의 신데렐라로 떠올랐다. 상대역은 세기의 미남인 그레고리 펙이다. 18세인 앤 공주 역의 오드리 헵번은 신문기자 그레고리 펙과의 동화 같은 사랑으로 팬들을 매료시켰다.

우아함과 고귀함 그리고 발랄함에서 천진난만한 청순미까지, 오드리 헵번은 여성의 매력을 아낌없이 발산했다. '영화를 본 남자라면 그녀에게 빠지지 않을 수 없을 것'이라는 평론까지 얻을 정도였다. 그녀는 사브리나(1954년), 파계(1959년), 아이의 시간(1961년), 티파니에서 아침을(1961년), 마이 페어 레이디(1964년) 등에서 빼어난 활약을 펼쳤다. 또 전쟁과 평화, 백만 달러의 사랑, 어두워질 때까지 등에서도 팬들을 흠뻑 적시는 매력을 발산했다.

제26회 미국 아카데미상 여우 주연상도 받은 그녀는 1989년에 스티븐 스필버그의 작품 영혼은 그대 곁에(Always)를 마지막으로 영화계에서 은

퇴했다.

프랑스의 패션디자이너 위베르 드 지방시는 "모든 여성은 오드리 헵번의 외모를 꿈꿀 것"이라고 했다. 미소가 아름다운 그녀는 일반인은 물론 예술가들에게도 가장 아름다운 여인으로 인식됐다. 2004년 에비앙은 세계적 명성의 패션전문지 편집인, 미용사, 사진작가 등 100명에게 가장 자연스러운 미인에 대한 설문 조사를 했다. 1위는 오드리 헵번이었다.

많은 영화에서 청순함으로 세태에 찌든 남성들의 영혼을 위로한 그녀의 아름다움은 외모와 연기력이 다가 아니었다. 외면 못지않게 내면이 더 예술적인 아름다운 배우였다. 영화 '영혼은 그대 곁에'의 배역 논의 때 남자 주연 리처드 드레이퓨스가 천사 연기자를 궁금해했다. 감독 스필버그는 당연하다는 듯 오드리 헵번을 말했고, 드레이퓨스는 "그녀 외에 누가 천사역을 할 것인가"라며 고개를 끄덕였다.

실제로 은퇴 무렵부터 그녀의 삶은 천사와 같았다. 그녀가 좋아한 시어(詩語) 같은 아름다운 생활을 했다. 1988년부터 유니세프 친선대사가 된 그녀는 배고픈 아이들을 구호하기 위해 수단, 에티오피아, 소말리아, 방글라데시, 엘살바도르 등 아프리카를 비롯하여 중남미 아시아 등의 오지를 찾았다. 1992년에는 암이 발병했음에도 소말리아로 달려갔다. 1993년 63세로 숨지기 직전까지 5년 여 시간 동안 보여준 그녀의 박애주의는 긍정의 영향력을 곳곳에 뿌렸다.

그녀는 사재(私財)를 털어 어린이들의 허기를 채워줬다. 그녀의 선행이 언론을 통해 알려지자 전 세계에서 동참의 손길이 계속됐다. 유니세프는 친선대사로 위촉했다. 그녀의 수락 조건은 1년 보수 1달러에 교통비와 숙박비 지원이 전부였다. 그 외에는 모두 거절했다. 그녀가 숨진 뒤 유엔과 '세계 평화를 향한 비전'은 '오드리 헵번 평화상'을 제정했다.

오드리 헵번은 은퇴 무렵에 깊은 생각에 잠기곤 했다. 또 이런 말을 했다. "살아있다는 게 얼마나 아름답고, 감사한 일인가. 그런데 아무 생각 없이 살아가고 있다." 그녀가 열대지방의 척박한 환경에서 영양실조와 굶주림에 허덕이는 어린이들을 위해 헌신한 출발점이었다.

그녀는 죽음도 순리로 받아들였다. 말기인 대장암을 치료하던 의사가 "최선을 다했지만 암 세포가 이미 많은 부위에 전이된 상태여서…"라며 고개를 떨구었다. 이에 그녀는 "선생님, 미안해하지 마세요. 그것이 제 운명이니까요"라고 초연하게 말했다.

영화보다 더 영화 같은 삶을 살았던 세기의 여인 오드리 헵번은 벨기에 브뤼셀에서 태어났다. 영국 은행가인 아버지가 당시 브뤼셀에서 근무하고 있었다. 그러나 부모는 곧 이혼했고, 그녀는 네덜란드 귀족 출신인 어머니와 함께 영국에서 생활했다. 그녀는 발레리나 수업을 받고 있었다.

10살이 되던 해에 2차 세계대전이 터졌다. 어머니는 딸을 데리고 비교적 안전한 네덜란드로 갔다. 그러나 네덜란드가 나치 독일에게 점령당하면서 그녀는 굶어 죽을 위기에 처한다. 식량을 제대로 구하지 못해 몸무게가 39kg까지 빠졌다. 배고픔으로 인한 죽을 고비로 몇 차례 넘겼다. 한 번은 아사 직전에서 네덜란드 병사가 준 초콜릿으로 생명을 건졌다. 국제구호기금(유니세프의 전신)의 도움도 받았다.

한참 성장기인 10대를 영양실조 상태로 보낸 그녀는 후유증으로 깡마른 몸과 그윽한 다크써클을 갖게 된다. 그런데 글래머가 대세이던 당시 영화계에서 호리호리한 가냘픈 체형과 깊은 다크서클은 그녀의 매력 포인트가 되었다.

배우인 오드리 헵번은 균형 잡힌 식사를 즐겼다. 몸매 유지를 위해 자신만의 식단 관리와 운동을 생활화했다. 그의 식단은 영양소가 고르게 배치된 음식으로 구성됐다. 눈에 띄는 것은 감자를 주식처럼 먹었고, 과일과 채소를 많이 섭취한 점이다. 고기는 건강에 필요한 양만 먹었다. 특히 물을 많이 마셨다. 그녀는 아들 루카 도티에게도 "건강을 위해 수분 충전이 필요하다"는 말을 했다. 그녀에게는 언제나 물병이 있었다.

물은 신진대사에 중요할 뿐만 아니라 지방 연소에도 중요한 역할을 한다. 비만뿐만 아니라 피부 개선이나 변비 해소에도 큰 도움이 된다. 따라서 그녀에게 있어 충분한 수분 섭취는 여러 면에서 도움이 되었을 것이다.

달콤한 디저트에도 관심이 많았지만, 살찌는 것을 막기 위해 의식적으로 디저트는 피했다. 다만 초콜릿은 예외였다. 절제하되 종종 섭취했다. 어린 시절 아사 직전에 생명을 얻은 추억 때문이지도 모른다. 이 같은 노력으로 오드리 헵번은 평생 날씬한 몸매를 유지했다.

그녀의 식단은 건강한 삶과 날씬한 체형을 추구하는 사람들에게 귀감이 될 만하다. 비만의 적은 기름진 음식의 다량 섭취, 당분이 많은 음식을 즐기는 습관, 적은 운동, 야식 등이다. 오드리 헵번은 비만의 길은 모두 피했다. 대신 날씬하고 건강한 몸을 만드는 길을 걸었다. 이런 점에서 은막의 스타, 선행의 천사 오드리 헵번은 몸매 관리의 대모(大母)라고도 할 수 있다.

끝으로 오드리 헵번이 좋아했던 시어를 다시 한 번 기억하면 좋겠다. "날씬한 몸매를 가지고 싶다면 그대의 음식을 배고픈 자와 나누어라."

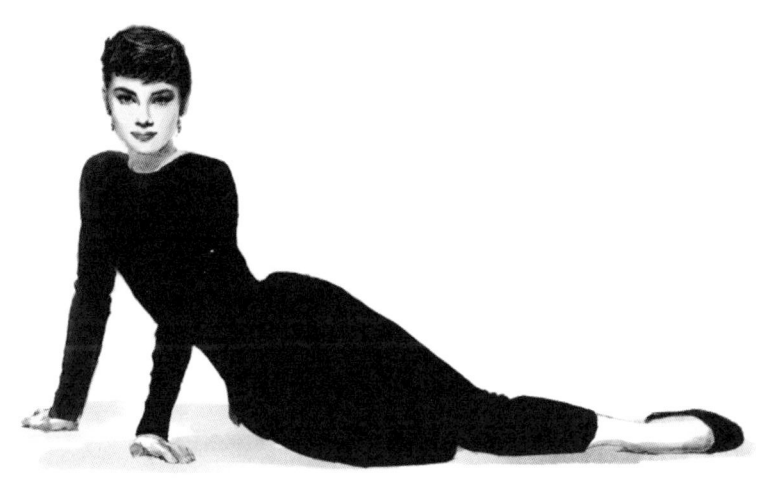

콜럼버스의 설탕의 재발견과
비만인의 등장

1492년 10월 12일 새벽 2시. 중앙아메리카 바하마 제도의 한 섬. 일단의 유럽인들이 상륙했다. 스페인 카스티야 왕국의 여왕 이사벨 1세의 지원으로 항해에 나선 콜럼버스(1451~1506년) 일행이었다.

콜럼버스는 1492년 8월 3일 스페인의 파로스항에서 출항했다. 산타마리아호, 핀타호, 니나호로 이름된 세 척의 배에 120명이 승선했다. 향신료와 황금 등의 확보로 막대한 경제적 이익을 얻을 수 있는 인도 항로 개척이 목적이었다. 선단은 유럽 대륙에서 서쪽으로 대서양을 처음으로 횡단하는 대항해를 시작했다.

그러나 열흘이 지나도, 한 달을 항해해도 보이는 것은 바다와 하늘뿐이었다. 시간이 지날수록 파도는 높아만 졌다. 선원들은 망망대해에서 불확실성과 불안감에 흔들렸다. 선장 콜럼버스는 곧 육지가 보일 것이라고 다독였다. 그러나 지친 그들에게 보이는 육지는 신기루였다. 선원들의 불안은 뭍에 닿기 전에 죽을 것이라는 공포로 점점 바뀌었다. 선상에서는 폭동 등 험악한 분위기가 이어졌다.

바다 생활이 두 달도 넘은 10월 12일 새벽 2시 무렵, 선원 로드리고 데 트리아나가 외쳤다. "육지다!" 카스티야의 여왕은 육지를 처음으로 본 사람에게 종신연금을 약속했었다. 그런데 콜럼버스는 부하의 공을 가로챘다. 자신이 이미 몇 시간 전에 뭍에서 반사되는 불빛을 보았다는 주장이었다.

콜럼버스 일행은 섬에 상륙했다. 천신만고 끝에 땅을 밟은 콜럼버스는 신에게 감사 예배를 올렸다. 그리고 원주민이 과나하니라 부르는 섬을 구세주의 섬이라는 의미인 산살바도르(San Salvador)로 이름했다. 콜럼버스가 인도의 일부라고 생각한 이곳은 바하마 제도의 한 섬이다. 미국의 플로리다 남동쪽 카리브에 있는 바하마 제도는 약 700개의 섬과 2천개가 넘는 산호초로 구성돼 있다. 현재 인구는 약 40만 명이다. 그러나 절대 다수가 아프리카 이주민 후손으로 원주민은 거의 전무한 상태다.

섬의 원주민은 인디언 루카얀(Lucayan)이었다. 원주민들은 처음 본 선단에 놀랐다. 금발에 흰 피부의 사람들에게도 놀랐다. 그들은 콜럼버스 일행을 하늘에서 온 손님으로 접대했다. 원주민 추장 등 지도자들은 뱃사람들에게 음식과 마실 것을 주었다. 콜럼버스의 선박에도 올라갔다. 섬에 거처를 마련한 콜럼버스는 추장을 포함한 원주민들과 식사를 함께 했다.

콜럼버스는 식탐이 없었다. 1m 80cm가 넘는 건장한 체격이었지만 식도락이 아닌 생명 유지 방편으로 음식을 섭취했다. 그러나 3개월간 섬에 머물며 원주민의 음식을 관찰했다. 난생 처음 접한 그들의 색다른 음식에 호기심을 보였다.

그는 아주 좋아한 원주민의 빵에 대해 "매우 하얗고 맛이 뛰어나다"고 평했다. 원주민이 카사바라고 부르는 빵은 참마와 쑥(아예스)으로 만들었다. 콜럼버스는 유럽에서는 보지 못한 다양한 물고기의 종류에도 환호했고, 나무 형태의 무수한 열매를 맺은 옥수수를 비롯한 칠리고추, 고구마 등에 흥미로워했다. 또 그는 새로 접한 음식을 유럽에서 이미 먹었던 당근이나 밤과 비교해 품평하고, 지금까지 맛보지 않은 매우 특이한 맛이라고 묘사도 했다.

추장이 베푼 연회에서는 빵과 함께 새고기, 새우, 서너 가지 고구마 음식을 맛보았다. 식탁에는 당시 아메리카에는 없던 돼지고기, 양고기, 염소고기가 빠졌다. 현대인에게 익숙한 설탕이 들어간 음식도 없었다. 또 당분이 많은 오렌지, 배, 복숭아, 양파도 없었다. 콜럼버스는 1차 탐험을 마치고 귀국할 때 이 지역의 빵과 함께 빵의 원료인 쑥의 일종인 아예스, 가공한 생선을 배에 가득 실었다.

향신료와 황금을 찾기에 혈안이 된 콜럼버스와 스페인 식민주의자들은 점점 본색을 드러냈다. 계속 아메리카로 건너온 스페인 사람들은 정복과 탐험, 강제노역, 성 학대 등 가공할 폭력으로 원주민을 비극으로 몰고 갔다. 산살바도르의 원주민 루카얀은 스페인 식민주의자들의 강제노역과 학살, 노예무역 그리고 유럽인이 갖고 온 병균에 전염돼 역사에서 사라졌다.

콜럼버스는 2차 원정 때 설탕을 만들 수 있는 사탕수수를 히스파니올라에 가져갔다. 인도에서 최초 개발된 설탕은 중세 유럽 국가에서는 꿀보다 비싼 수입품이었다. 처가가 마데이라 제도에서 설탕 농장을 했던 콜럼버스는 사탕수수 묘목을 카리브해에 가져갔다.

온화한 카리브해는 사탕수수 재배에 최적지였다. 사탕수수 재배를 위해서는 막대한 노동력이 필요했다. 스페인 사람들은 아프리카의 노예무역을 통해 노동력을 충당했고, 설탕 플랜테이션 농업으로 막대한 부를 거뒀다. 이후 설탕 산업의 주도권은 영국과 프랑스로 넘어갔다. 그러나 인디언 학대, 흑인 노예무역, 노동력 착취의 검은 그림자는 계속됐다.

콜럼버스 이전에도 아메리카 대륙에는 사람이 살고 있었다. 또 유럽인이나 아시아인도 이미 방문했다는 이론도 있다. 이에 콜럼버스의 신대륙 발견을 요즘에는 재발견이나 접촉으로도 표현한다. 콜럼버스는 카리브해에 사탕수수를 전파했다. 이는 콜럼버스에 의한 설탕의 재발견이라고 해도 좋을 듯싶다.

설탕은 세계인의 식탁 지도를 크게 바꿨다. 맛을 내기 위해 거의 모든 음식에 설탕이 들어가게 되었다. 음식은 물론 기호식품 커피와 코코아, 크림에도 설탕이 빠지지 않았다. 음식의 주요한 경쟁력은 맛이다. 맛을 내는 데 설탕 등 당분은 필수다. 설탕 섭취가 갈수록 많아지는 이유다.

달콤한 설탕은 단기기억력 상승, 통증 완화 등 긍정적 요소도 있다. 그러나 너무 많이 섭취하면 비만, 당뇨, 충치 위험이 높아진다. 특히 액체상태의 당분은 혈당을 급격히 올려 인슐린 분비를 증가시키고 그로 인해 지방을 저장하려는 경향이 커져 뱃살이 증가하게 된다.

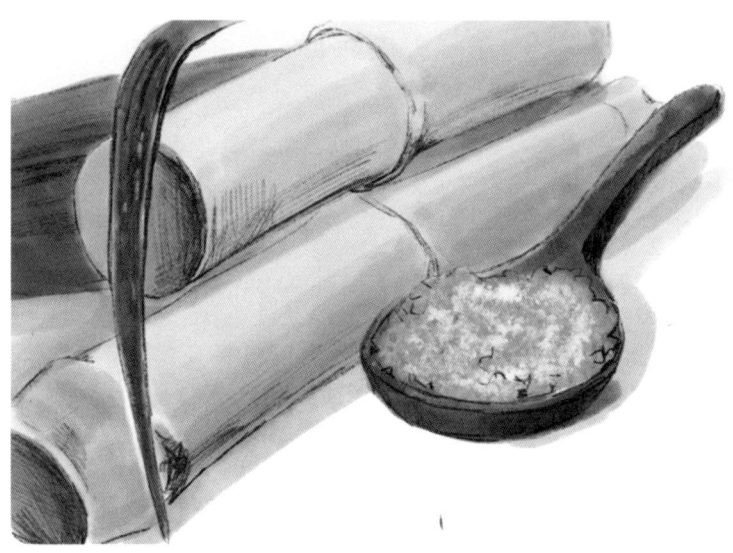

미식가 카사노바의 식탁과
다이어트 식품

"사랑을 이야기할 때 내 눈을 바로 봐줘요~. 그대의 눈빛 속에 나 지금 어디 있나요~." 가수 장윤정이 부른 카사노바의 한 구절이다. 이탈리아의 작가인 카사노바(1725년~1798년)는 희대의 바람둥이다. 현대에도 팝송, 대중가요, 음식, 주류 등에서 인용될 정도로 회자되는 카사노바는 희극배우와 성악가 사이에서 태어났지만 상류층에서 교류한 당대의 교양인이었다. 물론 현대에 와서는 그를 각종 성범죄와 사기 등 많은 범죄를 저지른 악인으로 재평가하고 있지만…

글을 썼고, 수학적 재능이 뛰어났으며, 바이올린을 연주했다. 의학과 화학에 대한 지식이 있었고, 마술사와 엔지니어의 삶도 살았다. 한때는 성직자의 길을 걸은 그는 시(詩)와 같은 사랑의 언어를 구사했고, 누구와도 대화할 수 있는 화려한 입담을 가졌다. 큰 키(185cm)에 준수한 외모도 매력적인 요소였다.

대형 프로젝트를 기획하는 사업가 기질이 강했다. 그는 이탈리아는 물론 파리, 런던, 마드리드, 콘스탄티노플, 모스크바 등 유럽 곳곳을 다닌 여행가이기도 했다. 또한 스파이 활동도 했다. 카사노바는 이러한 사회적 배경과 우월한 개인 능력을 바탕으로 하녀부터 왕에 이르기까지 다양한 사람들을 만났다.

프랑스 루이 15세와는 세계 첫 복권사업을 했고, 프로이센의 프리드리히 대왕과는 음악 분수 가동을 논의했고, 프로이센의 사관생도 교육을 맡기도 했다. 말년에는 보헤미아의 둑스성에서 도서관장을 역임했다.

오만가지 분야에 관심을 보이고, 유럽 대륙을 종횡무진 헤집은 그는 자기 합리화에 능한 인물이었다. 부도덕한 관계를 아름다움으로 포장하고, 엽색을 진실한 사랑으로 미화했다. 공권력을 사칭한 납치 행위조차 열정의 사랑으로 표현했다.

그는 사랑 성공 원칙도 갖고 있었다. 그는 17세 때 마르통 자매를 통해 처음으로 이성에 눈을 떴다. 이때부터 한 여자를 사랑하되 다른 여성과도 좋은 관계를 유지하는 연애 철학을 실천했다. 그 결과 엽색 행각으로 인해 사회 문제가 대두될수록 오히려 그의 인기는 치솟았다. 그가 법정에 섰을 때는 수많은 여성이 몰려들었다. 여기에는 고상함의 가면을 쓴 상류층 여성도 다수가 있었다.

"이성을 위해 태어났다. 늘 사랑했고, 사랑을 얻기 위해 모든 것을 걸었다"고 당당하게 말하는 그는 자서전에서 122명의 여성과 침대를 같이 썼음을 밝혔다. 일부에서는 그가 만난 여인을 1천여 명으로 추정한다. 그는 여성의 체취, 땀 냄새에서 묘한 매력을 느끼곤 했다. 그럼에도 불구하고 그는 이성에 대한 갈증이 심했다. 새로운 여인을 찾아 유럽의 이곳저곳으로 계속 발걸음을 옮겼다.

이 과정에서 연상의 귀족 여성의 등을 치기도 했고, 허황된 사업과 속임수로 사기꾼 소리도 들었고, 여성에게 사기를 당하기도 했다. 그의 연애 전적은 결코 100전 100승은 아니었다. 그러나 매우 높은 승률임은 분명하다.

높은 승률은 선천적인 미식 감각과 분위기 연출력 덕분이기도 했다. 사람은 식욕이 완성되면 한결 마음이 여유로워진다. 긍정적 분위기가 조성된다. 카사노바는 이성을 만나면 풍성한 식탁으로 초대했다. 음식과 와인은 상대의 취향에 맞게 세심하게 고려했다. 그는 식사를 하면서 세련된 언어로 분위기를 로맨틱하게 이끌었다. 기억력이 좋은 그는 만년에 여인들과 같이 먹은 음식을 추억하기도 했다.

미식가인 카사노바는 다양한 음식을 즐겼다. 메추라기 요리, 영계 스프 등 이색적인 것과 함께 지역별 별미와 당대 유명 셰프의 음식에 관심이 많았다. 향과 풍이 강한 음식을 즐기는 가운데 짙은 양념의 날짐승 요리, 스페인에서 인기가 높은 잡탕찜, 뉴펀들랜드에서 잡은 대구를 말린 자반, 나폴리 출신 셰프가 만든 마카로니를 좋아했다.

와인을 보는 눈도 있었다. 그는 자서전에서 이탈리아, 프랑스, 독일, 헝가리, 포르투갈, 남아프리카공화국 등 다양한 종류의 술들을 거론하고 있다.

미식가에다 포도주 애호가인 그가 식탁에 쏟은 열정은 대단하다. 그중에서 대중적으로 관심이 높은 것은 정력식품이다. 그는 굴을 스태미너 음식으로 생각했다. 굴을 남성을 위한 식품, 사랑의 음식으로 치켜세웠다. 카사노바는 굴을 매일 아침 50개씩 먹었다. 또 상대 여인과 굴을 서로 입에 넣어주며 유희하기도 했다. 카사노바는 계란 흰자도 즐겼다. 계란 흰자를 샐러드로 만들어 먹었다. 남성의 능력을 강화한다고 믿은 결과다.

카사노바와 나폴레옹이 즐긴 굴은 아연이 풍부하다. 다양한 종류의 비타민과 철, 구리, 망간, 요오드, 칼슘 등도 함유돼 있다. 아연은 남성 호르몬인 테스토스테론과 정자 생성에 도움이 되고, 전립선에도 좋다. 맛과 영양이 풍부한 굴은 피로 회복, 스태미너 강화 등에 좋은 음식이다.

계란 흰자는 다이어트 식품이다. 계란의 노른자는 지방함량이 많고 흰자는 거의 단백질로 이루어져 있다. 다이어트의 목적은 체지방을 감소시키고, 근육량을 올리는 것이다. 다이어트 때 계란의 노른자를 피하고, 주로 흰자를 섭취해야 하는 이유다. 또 계란은 포만감도 준다.

미식가, 호색한 카사노바는 큰 키에 준수한 몸을 지녔다. 이는 다양한 음식을 고루 섭취하고, 유럽 곳곳을 여행하는 등 지속적인 움직임 덕분으로 풀이할 수 있다. 또 계속적인 창작활동도 건강생활에 도움이 된 것으로 볼 수 있다.

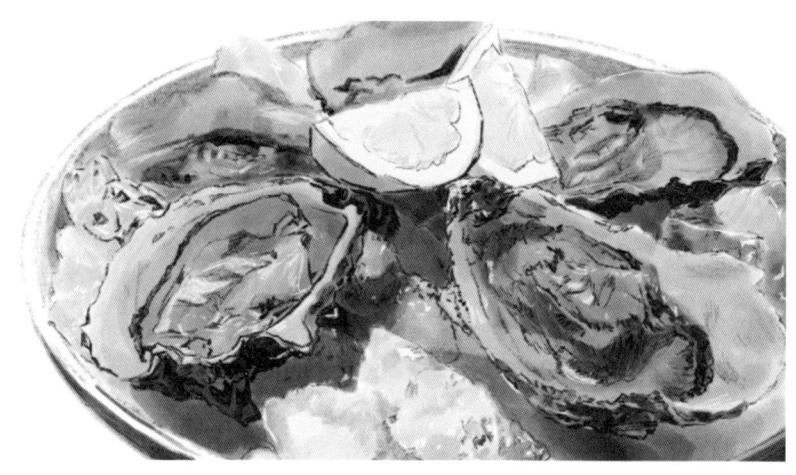

음식 철학자 에피쿠로스의 행복과 먹방 시대의 음식

2023년 우리 사회는 음식에 관해 어떤 입장일까. 극과 극의 두 가지 현상이 혼재된 극단의 사회라고 할 수 있다. TV에는 음식을 맛있게 많이 먹는 '먹방'이 수시로 방영된다. 일부 인기 개인 유튜브에서는 먹방이 아예 큰 사업장이 되기도 했다. 많은 사람이 먹방 유튜브를 꿈으로 도전하고 싶어 할 정도다. 이들은 더 많이 먹고, 더 자극적으로 먹는 모습을 연출하려고 노력한다.

또 다른 편으로는 다이어트 천국이 펼쳐진다. 너도나도 살을 빼려고 이곳저곳을 찾아다닌다. 이 약 저 약을 먹기도 한다. 몸매관리를 위해 1일 1식도 마다하지 않는 사람도 있다. 포털에는 다이어트 광고가 우후죽순처럼 늘고 있다.

옛 철학자가 오늘의 극단적인 현상을 보면 어떤 말을 할까. 고대 그리스의 철학자인 에피쿠로스(Epikouros)는 너무 많이 먹는 것에 대해 손을 내저었다. 극단적인 식이요법도 반대했다. 그의 철학은 최소의 쾌락을 통해 최고의 쾌락을 유지하는 것이다. 그는 음식에 대해 상징적인 표현을 했다. "빵과 물만 있으면 신의 삶도 부럽지 않다!" 가벼운 식사를 이야기한 것이다.

예수가 태어나기 300년 전의 인물인 에피쿠로스(BC 341~BC 270년)는 지중해의 사모스 섬에서 태어났다. 그는 18살에 병역 의무 이행을 위해 교육의 도시인 아테네로 이주했다. 당시 아테네는 교육과 철학이 용광로처럼 융합되는 거대한 학교였다.

내로라하는 학자들이 활동했고, 사상계에 큰 영향력을 미친 플라톤 아리스토텔레스 등의 철학자들이 세운 학교들도 많았다. 하지만 그는 학교에 다니지 않았다. 기존 학자들의 사상 일부에는 동조하고, 일부에는 고개를 흔들었다. 최종적으론 '나의 스승은 나 자신'이라고 했다.

이는 당시 사회 흐름과 무관치 않다. 이 무렵은 헬레니즘 시대였다. 마케도니아에 점령된 그리스에는 다양한 외국 문화가 유입됐다. 시민들은 도시국가들의 몰락으로 인해 안전을 사회 시스템에 기대기보다는 자구책을 찾아야 했다. 도시국가 시절의 덕목은 아리스토텔레스의 '인간은 사회적 동물'이라는 말로 잘 표현된다. 시민의 안전은 도시국가가 어느 정도 보장했다. 사람들은 폴리스의 구성원으로서 의무를 다하고, 사회적 관계를 중시하면 됐다.

그러나 폴리스의 몰락은 사회 혼란을 가져왔다. 기존의 도덕과 정의를 명분으로 한 가치관과 철학적 사유의 관점도 변할 수밖에 없었다. 철학의 주된 흐름은 자연스럽게 삶의 방법에 대한 사색으로 바뀌었다.

에피쿠로스는 심신이 안정된 쾌락의 삶을 주장했다. 사회적 명분에 종속된 인간이 아닌, 개인의 행복 관점에서 삶을 이해하려고 했다. 그는 신(神)과 죽음에 대한 공포가 미신이나 그릇된 믿음이 아닌가를 자문했다. 인식의 전환을 통해 막연한 죽음과 신의 공포를 벗어나는 행복을 추구했다.

그가 생각한 행복은 평온함으로, 자율적인 심신이 지극히 안정된 아타락시아(ataraxia)다. 이는 욕망에 흔들리지 않고, 고통도 없는 상태다. 이를 쾌락으로 여겼다. 사람은 본능적으로 고통을 피하고, 쾌락을 좇는다. 바람직한 삶은 고통을 줄이고, 쾌락을 늘리는 것이다. 쾌락은 욕망을 성취하는 데서 얻어진다.

그런데 욕망이 쾌락을 고통으로 바뀌게도 한다. 어떤 쾌락은 증가할수록 고통이 커진다. 에피쿠로스는 진정한 행복인 아타락시아는 고통 없는 쾌락 수준에서 결정된다는 결론을 내렸다.

그는 욕망을 세 종류로 보았다. 먼저, 생존에 필요한 의식주 해결에 대한 것이다. 다음, 버려도 되는 욕망이다. 보다 좋은 집에서 살고, 보다 맛있는 음식을 먹고, 보다 비싼 옷을 찾는 행위다. 마지막은 발목을 잡는 욕망이다. 허황된 명성과 신기루처럼 무너질 인기를 얻으려는 희망이다.

생존에 필수인 생리적 욕구는 채워지면 만족이 된다. 반면 버려야 할 욕망과 허황된 욕망은 채울수록 더 큰 만족을 원하게 된다. 이는 고통의 시작이다. 에피쿠로스는 행복의 상태를 없어도 되는 욕망을 버리는 데서 찾았다. 욕망에 사로잡히지 않으면 고통이 없고, 지극히 심신이 평온한 상태가 된다.

생명체인 인간의 가장 원초적 욕망은 성 욕구와 음식 욕구다. 그는 지나친 성관계, 지나친 음주와 과도한 식사는 모두 몸과 마음을 불편하게 하는 것으로 보았다. 진정한 쾌락인 몸과 마음이 평온한 상태와는 거리가 멀다.

에피쿠로스는 30대에 친구들과 정원공동체를 만들어 생활했다. 음식은 생존에 필요한 정도로 만 만족했다. 빵 한 조각과 약간의 포도주, 그리고 물만으로도 행복할 수 있는가를 실험했다. 검박한 삶을 산 그의 음식관은 단순하고 소박한 식사다. 그렇다고 극단적인 금욕주의는 아니다. 그저 고통을 야기할 정도로 지나치게 먹지 않는 것일 뿐이다.

소비 미덕 시대, 먹방 전성시대에 사는 현대인은 과식과 폭식 위험에 노출돼 있다. 과식과 폭식은 각종 성인병을 유발하고 비만의 원인이 될 수 있다. 반대로 잦은 다이어트는 영양결핍 위험이 있다. 가장 좋은 식습관은 하루 두 끼나 세 끼를 정량으로 먹는 것이다. 또 가끔은 맛있는 것에 손이 가는 것이 인간적이다. 모든 사람이 에피쿠로스처럼 소박한 식사만을 고집할 필요는 없다.

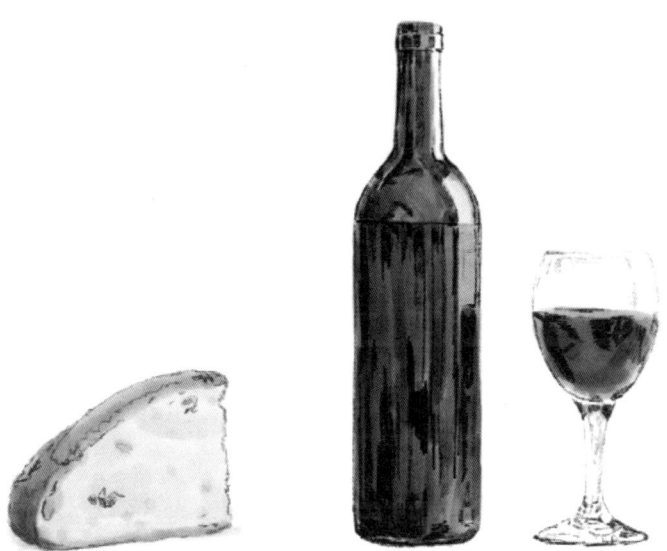

'별의 화가' 빈센트 반 고흐와 배고픔

빈센트 반 고흐(1853~1890년)는 별의 화가다. 연작 해바라기는 보는 이의 가슴에 별 같은 감정을 휘몰아치게 한다. 그는 프랑스 아를의 노란집에서 절친 동료인 고갱과 함께 지내기로 했다. 그는 친구의 도착을 기다리며 함께 살 집을 장식할 해바라기 4점을 연작으로 그렸다.

이중에 2점을 고갱의 침실에 걸 작품으로 꼽았다. 작품 해바라기는 노란색이다. 태양이 연상되는 노란색은 따뜻한 행복감도 떠오른다. 반 고흐는 고갱을 생각하며 우정의 기쁨과 같은 방향으로 가는 화가 동료에 대한 기대감에 부풀은 듯싶다. 그러나 극단적인 기대는 극단적인 절망과 닮은 꼴이다.

반 고흐는 친구와의 생활 몇 달 만에 심각한 불화를 겪는다. 고갱을 죽일 것처럼 위협한 그는 절망감에 사로잡혀 자신의 귀를 자른다. 그는 두루뭉술하지 못했다. 순수한 영혼이되, 자기 세계에 빠져 사는 괴팍한 삶으로 비쳐졌다.

그가 의지하고, 또 그를 위로하는 것은 오직 그림이었다. 그는 혼신의 힘을 다해 그림을 그렸다. 그 결과 작품이 2000점도 넘는다. 27살부터 37살까지 약 10년 동안에 800점의 그림과 1000점이 훨씬 넘는 습작품을 남겼다.

네덜란드 출신인 그는 주로 프랑스에서 활동했다. 왕성한 창작욕의 소유자인 그는 정작 생존시에는 화단의 주목을 거의 받지 못했다. 그저 시냐크, 가쉐 박사등 가까운 몇몇이 알아주는 정도였다. 사후(巨匠)에 거장으로 인정받은 화가다.

　세상이 진가를 알아주지 않는 작품! 그는 고독한 작업을 할 수밖에 없었다. 누군가에게는 예술 세계, 작품에 대해 말을 해야 했다. 반 고흐는 그림을 그린 후 작품에 대한 배경을 꼼꼼하게 적었다. 이중 상당수를 동생 테오 등 주위 사람에게 편지로 보냈다.

　많은 작품 중 반 고흐가 처음으로 스스로에게 고개를 끄덕인 그림이 '감자를 먹는 사람들'이다. 1880년 화가의 길을 걸은 지 5년 만에 만족감을 얻은 것이다. 목사의 아들인 그는 화랑의 직원, 학교 교사, 탄광의 전도사 등의 일을 했다.

　그는 예술 감각과 함께 타인의 아픔을 함께 아파하는 인간미도 갖춘 작가였다. 화가의 공감력은 '감자를 먹는 사람들'의 작품 속에서 잘 엿볼 수 있다. 반 고흐는 이 그림에서 노동자의 삶을 신화 속의 영웅이나 역사 인물처럼 무대의 주인공으로 담아냈다.

　반 고흐는 동생 테오에게 보낸 편지에서 '등불 아래에서 감자를 먹는 사람들, 노동으로 거칠어진 농부의 손'을 설명했다. 땅을 일구어 농사를 짓는 손으로 감자를 먹는다는 사실을 그렸다고 밝혔다. 거칠어질 정도로 노동을 한 손이기에 밥을 먹을 자격이 있음을 강조했다.

　반 고흐는 감자 먹는 사람들을 그릴 때, 잠자는 시간을 빼고는 꼬박 18시간을 작품에 매달렸다. 하지만 혼신의 힘을 다한 작품이라도 진가를 알아보는 이는 드물었다. 고흐의 여느 그림과 마찬가지였다.

　그도 경험적으로, 주목받지 못할 것을 알았을 것이다. 그러나 그는 많은 사람, 다양한 직업 중에서도 농부에 주목했다. 농사짓는 사람을 화폭에 가장 많이 담았다. 약한 호롱불빛, 정제되지 않은 나무 식탁, 섬세하지 못한 소쿠리, 찐 감자, 삶에 찌든 외모. 반 고흐는 결코 밝지 않은 그림에서 밝음의 가치관을 표현했다. 노동의 가치와 소박한 식사에서 얻는 행복을 작품화한 것이다.

단순한 식단이라도 생산적인 일을 하고 먹으면 마음이 넉넉해짐을 표현했다. 사실, 그의 삶은 녹록하지 않았다. 생활은 버거웠고, 먹거리도 풍족하지 않았다. 그는 5일 동안 말라비틀어진 빵과 커피 23잔만으로 연명했던 적도 있었다. 커피를 유난히 좋아한 탓도 있었지만 맛있는 것을 찾아 먹을 만큼 여유가 없었다. 그가 테오에게 보낸 편지에서 밥 먹듯 굶은 삶을 살필 수 있다.

"너무 오랫동안 제대로 된 식사를 하지 못했다. 그래서인지 네가 보내준 돈을 받았을 때는 어떤 음식도 소화시킬 수 없는 상황이었다. 네가 이해할지는 모르겠다. 내가 돈을 받을 때 간절히 바란 것은 음식이 아니었다. 그림을 그리는 것이었다."

내성적 성격 탓에 사회성이 부족했던 그는 가난을 친구삼아 그림에 몰두했다. 10년 남짓한 기간에 2,000여 작품을 남긴 것은 고독과 바꾼 열정이라고 할 수 있다. 보통사람이 보기에 정상과 이상의 경계 영역에 있던 예술가 반 고흐는 37세에 삶을 마감했다.

그는 정신의학적으로는 경계성 인격장애 가능성과 조울증을 앓았을 것으로 추론된다. 선천적으로 뇌에 기질적 질환이 있거나 지속적인 음주, 잦은 영양실조, 수면 부족 등으로 뇌에 화학변화가 일어난 것으로도 생각할 수 있다.

영양 실조는 인체의 각 장기에 필요한 영양분을 적게 내보내게 만든다. 이로 인해 면역 체계가 약화되고, 다양한 건강 문제가 초래될 수 있다. 영양이 부족하면 체중감소, 근육 쇠약, 만성피로, 감염위험, 피부약화, 소화기 질환 등이 발생할 수 있다.

비만 해소를 위한 잦은 결식이나 지나친 식단 조절 등은 영양실조를 불러서 몸에 악영향을 줄 수 있다. 따라서 식사는 규칙적으로 하고, 영양분을 골고루 섭취하는 게 좋다.

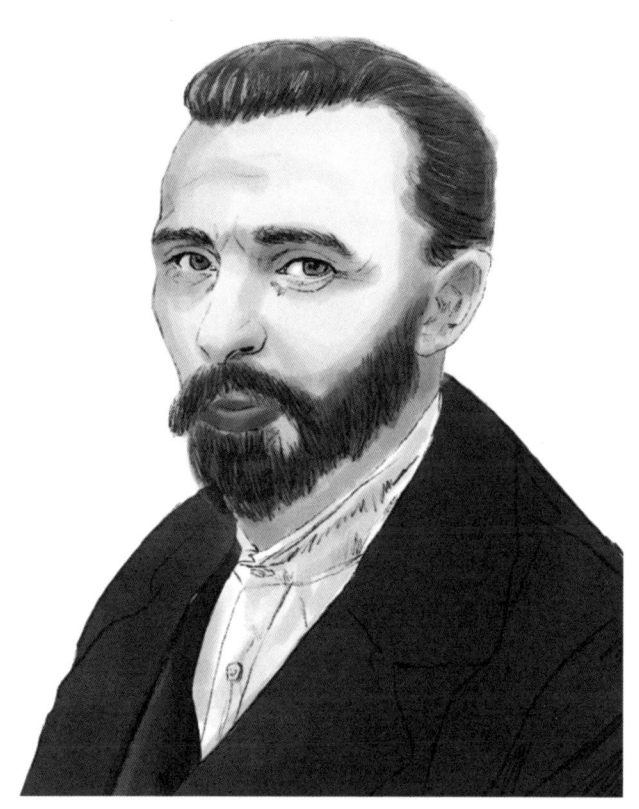

동방견문록의 주인공
마르크폴로의 아이스크림과 파스타

　기독교 문화권의 역사는 예수 탄생 전과 예수 탄생 후로 나뉜다. 기년법의 책력인 서기(西紀)는 예수 탄생을 기원(紀元)으로 한다. 시대 구분에서 예수가 태어나기 전은 BC, 출생 후는 AD로 표기한다. BC는 영어 비포 크라이스트(Before Christ)의 약자이고, AD는 라틴어 아노 도미니(Anno Domini)의 준말이다.

　유럽에서 예수 탄생과 함께 역사의 분기점을 이루는 사건 중 하나가 1298년 동방견문록(東方見聞錄)의 출간이다. 이 책은 희대의 베스트셀러가 됐다. 유럽에서 성경 다음으로 많이 읽혔다. 책이 알려지면서 유럽인들은 동방 세계에 깊은 관심을 갖게 된다.

　유럽이라는 작은 영역, 카톨릭의 가치관에서 자족하던 그들은 흥미로운 동방을 의식하면서 시야를 세계로 넓힌다. 중국과 인도 문명을 인식한 유럽인의 역사는 동방견문록 이전과 이후로 나눌 수도 있는 셈이다.

　이 책은 일본인에 의해 동방견문록이라는 이름이 붙었다. 그러나 원제목은 세계의 서술이다. 유럽인에게 동방으로 인식되는 중국과 인도뿐만 아니라 아시아의 여러 지방은 물론이고 아프리카 러시아 시베리아도 소개되고 있다.

　동방견문록은 이탈리아 마르코 폴로의 여행기다. 베네치아의 상인 마르코 폴로가 1271년부터 1295년까지 27년 동안 원나라를 포함한 세계 여러 나라를 여행하고 생활한 체험담을 작가 루스티첼로가 기록한 책이다.

　마르코 폴로는 15살 때 국제 무역상인 아버지와 삼촌을 따라 원나라,

즉 동방으로 여행을 떠났다. 지중해를 건너고 튀르키예와 페르시아, 파미르고원, 타림 분지, 타클라마칸 사막을 지나는 긴긴 여정 끝에 원나라 서쪽 변경에 도착했다.

긴 여행으로 건강이 나빠진 그는 1년간 요양해야 했다. 마르코 폴로는 이탈리아를 떠난 지 3년 6개월 만에 원나라의 칸인 쿠빌라이를 몽골제국의 여름 수도인 상도(上都)에서 알현했다.

3년 반의 여정 끝에 원나라 수도에 도착한 그는 17년간 몽골제국에 머물렀다. 쿠빌라이의 총애를 받은 그는 원나라 각지는 물론 칸의 특사로 제국의 여러 곳에 다녀오곤 했다. 새로운 것에 호기심 많은 쿠빌라이에게 각지의 풍속을 중심으로 보고서를 올렸다.

그러나 중년이 된 그는 향수병에 시달렸다. 고향을 그리워 했다. 마침내 마르코 폴로는 중국 남부의 푸젠성(福建省)에서 출발해 자바, 말레이시아, 스리랑카, 이란을 경유하여 1295년에 고향 베네치아로 돌아왔다.

그의 입에서는 흥미로운 이야기가 계속 나왔다. 주변에 사람들이 구름처럼 몰려들었다. 그 내용이 책으로 출판됐다. 하지만 당시에는 그의 이야기를 검증할 수가 없었다. 외부 세계에 대해 아는 사람이 없던 탓이다. 그렇기에 요즘엔 내용의 부분에 대해 진실과 거짓 논란도 있다. 마르코 폴로와 관련해 음식에도 설이 존재한다. 대표적인 게 아이스크림과 파스타다.

마르코 폴로는 원나라의 아이스크림을 이야기 했다. 동방견문록에는 "중국의 거리에서는 우유로 만든 얼음과자를 팔고 있다"는 내용이 있다. 마르코 폴로는 원나라에서 얼음과자인 아이스크림을 먹었다. 그리고 유럽에 그 제조법을 소개한 것으로 전해진다. 달콤하고 시원한 과자인 아이스크림은 이탈리아 프랑스 독일 영국 등으로 퍼진다.

아이스크림은 지역마다 출현 흔적이 있다. 눈과 얼음이 있는 옛 문명 지역에서는 얼음에 과일즙을 섞어 먹는 원시 아이스크림이 존재했다. 기원전 4세기에는 알렉산더 대왕, 기원전 1세기의 로마의 시저도 흰 눈에다 우유와 꿀을 타 먹었다.

그러나 지금의 아이스크림과 가장 유사한 우유 얼음과자는 고대 중국에서 비롯됐다. 그렇기에 마르코 폴로는 앞선 아이스크림 문화를 맛볼 수 있었다.

또 마르코 폴로는 파스타를 원나라에서 이탈리아에 전수한 인물로 인식된다. 그가 중국에서 먹던 국수 조리법을 베네치아 사람들에게 소개한 것으로 믿는다. 중국에서 건너온 국수와 남미가 원산인 토마토가 이탈리아 방식으로 융합된 게 파스타다. 결국 마르코 폴로 덕분에 이탈리아 음식 문화가 한 단계 상승한 셈이다.

아이스크림과 파스타 기원설은 다양하지만 가장 유력한 게 마르코 폴로의 역할이다. 세계인의 사랑을 받는 아이스크림과 파스타는 비만의 주범으로 꼽히기도 한다. 실제로 당분인 아이스크림을 많이 먹으면 치아 건강에 좋지 않을 수 있다. 또 혈액속 중성지방 농도가 높아진다.

그 결과 심혈관 질환과 비만 위험성이 있다. 반면 올리브 오일을 기본으로 한 오일 파스타는 비만과는 큰 상관이 없다. 오히려 파스타가 다른 식품에 비해 과체중이나 비만 빈도가 낮다는 연구도 있다. 물론 소스의 종류가 중요하다.

문제는 과식이다. 어느 음식이나 지나치게 많이 먹으면 건강에 문제를 일으킬 수 있다. 특히 달콤한 음식은 유혹에서 벗어나기가 쉽지 않다. 그만큼 더 절제력이 필요하다.

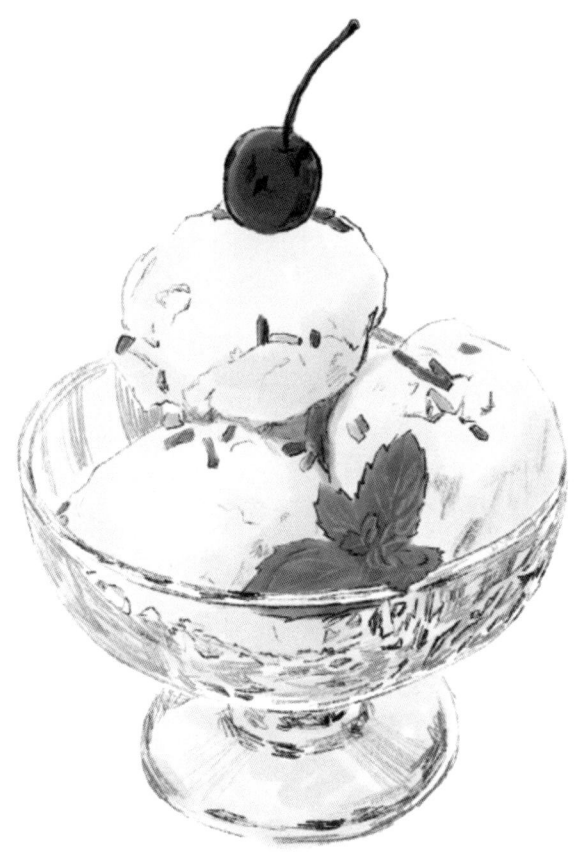

3장
예술, 문화, 정치와 음식

명 연설가 케네디 대통령의 비결과
식탁 대화속의 식탐

"국가가 여러분을 위해 무엇을 할 수 있는지 묻지 마십시오. 대신 여러분이 국가를 위해 무엇을 할 수 있을지 자문하십시오(ask not what your country can do for you, ask what you can do for your country)." 존 F. 케네디(John Fitzgerald Kennedy)가 35대 미국 대통령 취임식에서 한 연설 중 일부이다. 케네디는 미국 대통령 중에서 드물게 진보나 보수 양측에서 모두 긍정적 평가를 받는 인물이다. 그는 명언 제조기라고 불릴 정도로 스피치에 뛰어났다.

43세인 1960년 민주당 대통령 후보로 나선 그는 뉴 프런티어(New Frontier)를 선거 슬로건으로 내세웠다. 미국의 사상 첫 대선 TV토론은 그에게 행운으로 다가왔다. 텔레비전 토론에서 그의 장점인 마스크(외모)와 스피치가 돋보였다. TV토론 전까지는 케네디가 공화당 대통령 후보 닉슨에게 열세였다.

부유한 케네디는 하버드대를 아버지 친구의 도움으로 입학했고, 가난한 닉슨은 하버드대에 합격했으나 다닐 수 없었다. 케네디가 정치적으로 큰 경험이 없던 데 비해 닉슨은 아이젠하워 대통령과 함께 미국을 통치한 현직 부통령이었다. 두 사람의 지지 판도는 토론에서 뒤집혔다. 시청자들은 도전자 입장인 케네디의 균형 잡힌 마스크에 먼저 눈길이 머물렀다. 또 그가 입을 뗄 때마다 계속되는 미소와 생기 넘친 표정, 미래지향적인 논리성에 아예 눈길이 고정됐다.

반면 방어자 입장인 닉슨은 잘 풀리지 않는 모습을 보이고 말았다. 진지함은 무거운 표정으로 시청자들에게 받아들여졌고, 손수건으로 이마의 땀을 자주 닦는 모습도 최고 통치자 자격으로는 마이너스 요인이 되었다. 결국 젊고 세련된 마스크 효과와 빼어난 스피치 덕분에 케네디는 미국 최연소 대통령에 당선됐다. 그는 대통령 당선 후에도 뛰어난 웅변력을 바탕으로 국민에게 호소하는 정치를 유용하게 활용했다.

그의 스피치 기술은 가정 교육, 식탁 대화의 결과였다. 케네디의 어머니 로즈는 자녀교육에 열정적이었다. 여성의 보람을 자녀의 양육에서 찾은 그녀는 식탁 토론 교육법을 실천했다. 4남 5녀를 키우면서 식사 시간에 아이들과 대화와 토론을 습관화했다. 로즈는 대화와 토론이 깊이가 있도록 세심한 준비도 잊지 않았다. 식탁 옆의 게시판에 뉴욕 타임스 등의 신문 기사와 주요 잡지 기사 등 관심 사항을 붙여 놓았다.

로즈는 아이들이 식탁에 앉으면 주요 기사를 읽어주고, 그 내용에 대한 의견을 나누었다. 또 아버지의 사업 이야기, 아버지가 만난 사회의 리더들에 대한 이야기도 주요 메뉴였다. 자연스럽게 사회 흐름과 주류 사회에 대해 알게 한 것이다. 또 이에 대한 확장된 의견이 있으면 생각을 교환하곤 했다. 생각은 제한이 없었고, 말하는 방식도 자유로웠다.

다만 다른 이의 의견을 경청하고, 내 생각을 개진하거나 대안을 제시하는 민주적 토론 방식을 유도했다. 대화는 부모와 자녀들, 또는 자녀들끼리 주거니 받거니 하는 티키타카 같은 게임 방식이 되었다. 그 결과 대부분의 식탁 대화는 소화제처럼 가볍게 진행되고, 식사와 함께 유쾌하게 마무리됐다. 이러한 식사중의 가벼운 대화는 천천히 식사를 하게 만들고 포만중추를 자극하여 과식을 막아 비만에도 도움이 된다.

그러나 식탁의 대화는 종종 토론으로 진화됐다. 로즈는 토론 때는 어린 자녀에게 핸디캡(Handicap) 적용을 피했다. 어린 아이는 다 큰 자녀에 비해 배려를 했으나 논리 전개에서는 똑같은 잣대로 평가하려고 했다. 대화와 생각 개진에 비해 토론은 경쟁적인 상황이 되었다. 이는 훗날 케네디 형제들의 스피치 경쟁력으로 이어진 것으로 볼 수 있다.

의학 측면에서 식탁에서의 가벼운 토크는 유용하다. 가족끼리 동질감을 확인하고, 기분 전환도 된다. 마음이 한층 안정된 상태라 소화효소 분비 촉진 효과가 있다. 이는 맛있는 식사와 건강한 삶으로 이어진다. 그러나 토론까지 이어진다면 상황은 다르다. 깊은 생각에는 긴장과 스트레스가 수반된다. 토론 등 무겁고 진지한 순간의 여운은 계속된 식사에도 영향을 미친다. 소화가 제대로 되기는 쉽지 않다.

케네디 집안의 식탁 대화와 식탁 토론 문화는 스피치 경쟁력을 분명 강화시켰지만 스트레스가 되고 결국 정신 건강과 소화기 계통에는 적잖은 부담이 되었을 가능성이 있다. 그래서일까, 케네디는 어렸을 때는 식탐이 심했고, 성인이 되어서는 '걸어 다니는 병동'이 되었다.

어린 케네디는 식사 기도 시간에 음식을 슬쩍슬쩍 먹곤 했다. 자신의 접시는 물론 형의 것을 먹기도 했다. 이는 단순한 식욕일 수도 있다. 그러나 식탁 대화에 대한 유쾌하지 않은 반응이 억제하기 힘든 식욕으로 나타났을 수도 있다.

성인이 된 케네디는 희귀병인 애디슨증후군을 앓았고 치료를 위한 스테로이드의 과다한 사용은 척추에 골다공증을 유발하였다. 허리 통증도 심하여 허리 수술을 받기도 했다. 1960년 선거에서는 질환 논란에 대해 전면 거부해 대통령에 당선되었지만 비서들은 약 가방을 늘 휴대해야 했다. 부신피질 호르몬 계통인 코티손과 남성호르몬 테스토스테론을 수시로 투여받았다.

또한 만성 설사에 시달렸고, 이를 다스리기 위해 지사제를 대량 복용해야 했고, 때로는 아편이 함유된 지사제도 썼다. 그는 어릴 때부터 복통이 잦았다. 17세에는 대장염으로 약을 다량 복용했다. 성인이 된 뒤에는 우울증과 불면증 약도 처방받았다.

케네디는 허리 통증으로 착용한 브레이스 때문에 죽음도 피하지 못했다. 그가 카퍼레이드를 할 때 한 발의 총알이 목에 상처를 냈다. 심각하지는 않았다. 그러나 케네디는 브레이스 때문에 엎드리지 못했다. 계속 서 있던 그는 머리에 총을 맞고 쓰러졌다.

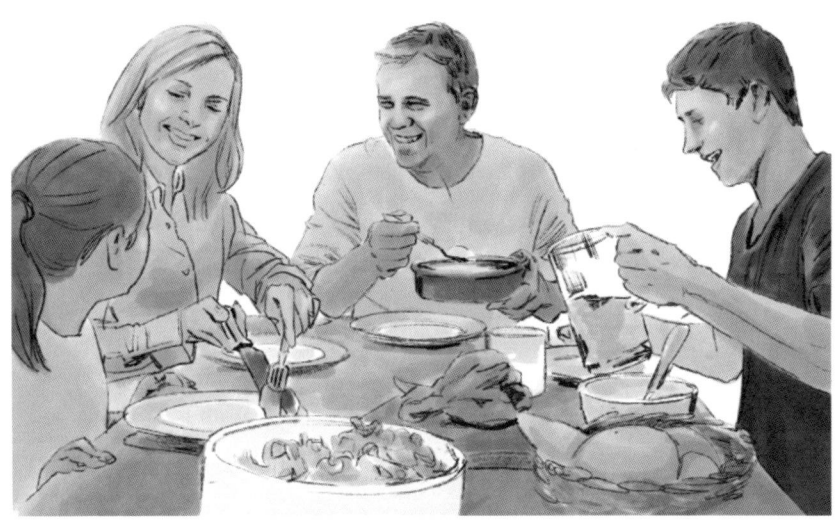

은막의 스타 마릴린 먼로의
콜라병 몸매와 건강

"그녀는 페니실린 이후 최고의 치료제였다(The Greatest Cure since Penicillin)." 화려한 금발의 여인, 마릴린 먼로에 대한 찬사의 일부다. 20세기 최고의 은막의 스타로 기억되는 그녀는 2차대전 후 미국을 대표하는 섹스 심벌 중 한 명이었다. 풍만한 가슴과 엉덩이, 늘씬한 허리와 긴 다리는 뭇 사람의 시선을 붙잡기에 충분했다. 또 빨려들 듯한 그윽한 푸른 눈에, 매력적인 금발은 신비로움으로 다가왔다.

특히 고귀하지 않은 이미지는 더욱 대중적으로 다가왔다. 그녀의 관능미와 백치미는 연기로 인해 더 강화됐다. 눈을 게슴츠레 뜨고, 입을 살짝 벌린 모습이나 바람에 날리는 미니스커트에 당황하는 모습 등이다.

그녀에게 육체파 아름다움과 백치미의 두 가지 이미지가 형성된 요인이다. 할리우드 스타를 넘어 지구촌의 많은 남성을 설레게 한 그녀에 대한 최상의 표현이 '페니실린 이후의 최고의 치료제'다.

페니실린은 세균에 의한 감염을 치료하는 최초의 항생제다. 인류의 평균 수명은 1950년대 50세 전후에서 요즘에는 80세 언저리로 늘어났다. 페니실린은 인류의 수명 연장의 결정적 요인으로 평가되고 있다.

마릴린 먼로의 인기는 미국 군인들에게 페니실린과 같은 반열이었다. 제2차 세계대전과 한국전쟁에 참전하고, 공산권과 대치중이던 그들은 성애영화의 주연인 마릴린 먼로에게 열광했다. 그녀는 1954년 오키나와와 한국을 방문했다. 주일 미군과 주한 미군 위문 행사였다.

그녀는 오키나와에서 군인병원을 찾아가 위문했다. 부상병들은 그녀로

부터 마음의 위안을 얻었다. 이에 그들은 마릴린 먼로를 몸을 치료하는 페니실린에 비유해 마음을 다스리는 여인으로 말한 것이다. 주한 미군들도 열광적으로 환호했고, 그녀는 강행군을 계속했다. 그녀가 공연을 마치고, 남편 조 디마지오가 기다리는 일본으로 갔을 때는 폐렴에 걸린 상태였다.

뭇 남성의 팬이 된 그녀는 세 번 결혼했다. 16살의 어린 나이에 옆집 남자 짐 도허티와 만났다가 20세에 헤어졌다. 두 번째 남편은 메이저리그 전설적 야구 스타 조 디마지오다. 그러나 행복은 9개월 만에 파경으로 마침표를 찍었다. 세 번째 남자는 극작가 아서 밀러. 그녀는 지적으로 잘생긴 남자에게 끌렸고, 남자는 완벽에 가까운 여자의 관능미에 푹 빠졌다. 그러나 사랑은 6년을 넘기지 못한 새드 엔딩이 되었다.

마음을 붙잡지 못한 마릴린 먼로는 마약 등의 약물에 서서히 빠져들었다. 여러 남자와 짧고 강렬한 연애를 반복했다. 존 F. 케네디 미국 대통령과 그의 형제, 수카르노 인도네시아 대통령, 가수 프랭크 시내트라, 배우 말론 브랜도, 이브 몽탕 등도 염문의 대상으로 오르내렸다. 또 식당 종업원, 택시기사, 잡지기자 등 스쳐 지나가는 사람과의 만남 이야기도 이어졌다.

36세에 숨진 할리우드 여배우 마릴린 먼로. 그녀가 스타가 된 것은 문화 배경과도 무관하지 않다. 2차대전은 인구를 감소시켰다. 사회는 여성적인 여성, 생산능력이 있는 여성에 목말라 했다. 본능적으로 육감적인 여성 그리고 다산을 원했다. 자연스럽게 가슴과 엉덩이를 두드러지게 하고, 잘록한 허리를 강조하는 패션이 나타났다. 여성들의 인권도 전에 비해 성숙해졌다. 1953년에 잡지 플레이보이가 창간될 정도로 사회는 급격하게 성 개방이 되었다.

이 같은 문화는 육체파 여배우가 섹시 스타로 우상화되기에 아주 좋은 조건이었다. 그녀 또한 나올 데 나오고 들어갈 데 들어가는 콜라병 몸매를 유지하기 위해 많은 노력을 했다. 꾸준한 운동과 식단관리였다. 그녀는 음식 만드는 데 관심이 많았다. 수준도 꽤 높았다. 그러나 몸매 관리 효과를 지속하기 위해 먹는 것을 제한했다. 아침은 계란 2개에다 따뜻한 우유를 마셨다. 점심은 건너뛰고, 저녁은 육류를 섭취했다. 쇠고기 스테이크 또는 양고기에다 당근 5개를 먹었다. 디저트는 달콤한 핫 퍼지 선데를 찾았다.

일종의 간헐적 다이어트다.

그녀는 식단에 만족했다. 그 무렵의 의사들은 많은 일을 하는 여성은 아침을 잘 먹어야 한다고 권고했다. 이에 대해 그녀는 별다른 공감을 하지 않았다. 계란과 우유 정도면 지장이 없다고 생각했다. 대신 저녁 때는 스테이크로 영양 보충을 했다.

식사 후 달콤한 아이스크림 섭취는 금세 포만감을 불러일으킨다. 또 스트레스 해소에도 도움이 되었을 것이다. 마릴린 먼로는 적절한 영양 보충을 하면서 좋아하는 음식도 먹었다. 비만 치료에서도 너무 안 먹으려고만 하면 실패한다. 좋아하는 것도 먹으면서 즐기면서 해야 성공 확률이 높아진다.

그녀는 심리적 공허함과 인정받고 싶은 욕구가 강했다. 유년 시절의 사랑 결핍, 의붓아버지와의 불편함, 계속되는 배고픔, 스타가 된 후에도 사람들의 이중적 시선 등은 그녀의 정서 불안 요인이 됐다. 그녀의 인간관계는 짧고 강렬했고, 불안정했다. 우울증 경향도 보인 그녀는 몇 차례 극단적 선택도 시도했다. 이 과정에서 약물과 알코올에 의존하는 경향이 있었다.

그녀는 와인 애호가였다. 그녀는 '하루를 샴페인 파이퍼 하이직 한 잔으로 시작한다'는 인터뷰도 한 적이 있다. 그만큼 그녀의 삶에서 와인은 큰 의미가 있었다. 전속 사진작가인 조르쥬 바리의 증언은 그녀의 와인 사랑을 단적으로 말해준다. "마릴린 먼로는 샴페인 350병으로 욕조를 채워 목욕을 한 적이 있다."

그녀는 정신적으로 불안정하고 알코올과 약물 의존이 있었으나 몸매 관리는 모범적이라고 할 수 있다. 80년대 이후 사회는 마른 몸매에 지나치게 관심이 높아졌다. 여성은 물론 남성 연예인도 깡마른 몸매를 만들기 위해 애쓰는 모습을 쉽게 볼 수 있다.

아름다움의 관점은 다양하다. 깡마른 몸매, 마른 몸매, 식스팩, 통통한 몸매, S라인, H라인 등 여러 가지가 있을 수 있다. 그런데 마른 몸매로 획일화하는 것은 바람직하지 않다. 건강 측면에서는 깡마른 몸매보다는 콜라병 몸매, 모래시계 체형이 더 바람직하다.

마릴린 먼로와 같은 볼륨 있는 몸은 영양 관리와 함께 근육 관리가 핵심이다. 힙과 가슴 등 부족한 부분의 근육을 키우고, 상체와 하체를 고루 발달시키는 웨이트 훈련 같은 운동을 꾸준히 하면 도움이 된다.

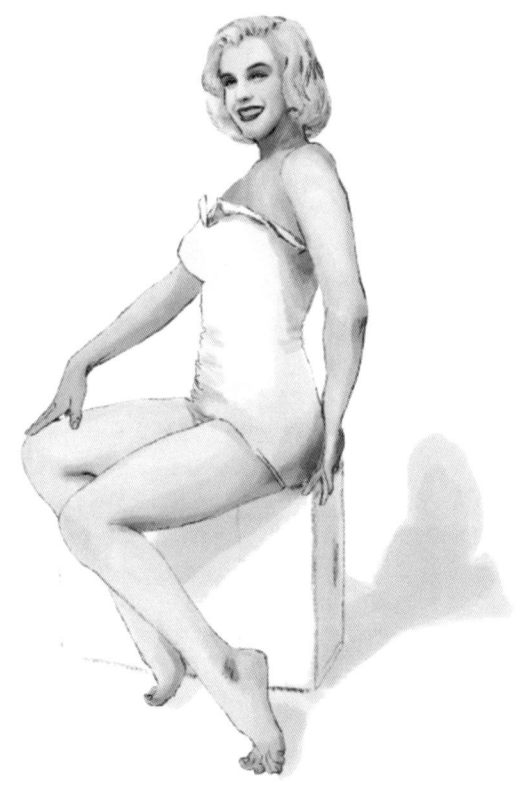

모나코 왕비, 그레이스 켈리의 몸매 관리 비결은?

세계 왕족 여인 중 가장 빼어난 미모의 소유자는 누구일까. 미(美)의 기준은 시대와 사람에 따라 다르다. 객관성 못지않게 주관적 요소가 큰 변수다. 그렇기에 일률적으로 말할 수는 없다. 다만 주관적이든, 객관적이든 심적 쾌감을 일으키는 대상을 미인이라고 할 수 있다.

2011년에 뷰피풀피플닷컴이 회원 12만 7000명을 상대로 세계 왕족 외모 순위를 조사했다. 그 결과 한 여성이 91%의 압도적인 지지로 1위를 차지했다. 모나코의 왕비 그레이스 켈리(Grace Kelly)다.

그녀는 요르단 왕비 라니아 알 압둘라, 영국 윌리엄 왕자의 아내 케이트 미들턴, 윌리엄 왕자의 어머니 다이애나, 스웨덴 공주인 매들린, 덴마크의 왕세자빈 메리 등을 모두 제쳤다.

그녀가 세상과 이별한 지 40년이 되었다. 하지만 많은 사람은 그녀의 귀족적인 품격과 우아함을 기억하고 있다. 그녀는 미국영화연구소(AFI)가 선정한 전설의 여배우 50인 중 13위에 랭크된 할리우드 스타였다.

아카데미 여우주연상을 받은 그레이스 켈리의 외모는 은막의 스타 중에서도 돋보였다. 눈처럼 흰 피부, 진한 호수를 닮은 그윽한 눈, 탐스런 금발은 고상한 기품과 우아함으로 다가왔다. 또 세련된 도시 이미지, 차가움과 따뜻함이 함께 서린 신비로운 외모는 왕비에 걸맞은 품격으로 인식됐다. 170cm의 훤칠한 키에 늘씬한 몸매도 매력 포인트였다.

방금 그림에서 빠져나온 듯한 아름다운 여인에게 모나코 공국의 왕자 레이니에 3세가 푹 빠져들었다. 그녀는 영화 '나는 결백하다(1955)'를 프랑스의 리비에라에서 촬영할 때 왕자를 만났다. 이 영화의 한 장면은 지금도 세련된 에로틱의 정수로 가끔 거론될 정도로 강렬한 인상을 남겼다. 영화에서 그녀는 저녁 내내 그랜트를 차갑게 대했다. 그러던 그녀가 태도를 바꿔 갑자기 그의 입술에 키스하고, 침실 문을 굳게 닫는다.

31세 총각 왕자는 26세 은막의 스타와 영화 속의 고혹적인 키스를 꿈꿨을까. 그는 그녀의 아름다움을 찬미했다. "나는 그녀의 바람에 흩날리는 긴 머리, 단풍 색깔의 금발을 봅니다. 그녀의 눈은 파란색이고 때로는 보라색입니다. 또 금색 반점이 있습니다."

왕자는 인기 절정의 여배우에게 50여 차례 청혼했다. 그녀도 그에게 서서히 빠져들었다. 그녀는 1956년에 영화 상류사회 출연 후, 현실 속의 최상류사회인 모나코 공국의 왕실 가족이 된다. 마침내 둘이 웨딩마치를 울린 것이다.

1956년 4월 18일, 세계인의 눈길이 모나코에 집중됐다. 모나코는 프랑스의 지중해 동부해안에 있는 도시국가다. 세계에서 두 번째로 작은 국가로 면적 2km²에 인구는 고작 3만 명이다. 이날 이 작은 나라에 3천여 명의 관광객과 함께 여러 나라 왕실 가족 그리고 각국의 취재진이 몰렸다.

모두 동화 같은 결혼식을 보려는 이들이었다. 두 사람은 첫날 왕궁의 혼인식에 이어 다음날에는 모나코 대성당에서 또 한 번의 화려한 이벤트를 했다. 성당 결혼식은 지구촌에 TV로 생중계됐고, 3천만명 이상이 시청했다. 결혼주간인 일주일 동안 도시국가 전체는 축제의 장이 되었다. 세계인의 부러움과 축복 속에 두 사람은 백마 마차를 타고 해안으로 달렸다. 그곳에서 초호화 요트에 오른 신혼부부는 지중해로 7주간의 허니문을 떠난다.

세기의 결혼에 대해 비즈니스 기획이라는 소문도 있다. 당시 모나코는 관광 수입 감소로 재정적 압박을 받고 있었다. 이에 모나코 공국의 돈줄을 쥐고 있던 그리스의 선박왕 오나시스가 '왕자와 은막의 스타 결혼'이라는 시나리오를 기획했다는 이야기다.

왕자와 만인의 연인인 여배우의 만남, 수십 차례의 청혼, 그리고 결혼과 이벤트가 모두 그야말로 잘 짜여진 각본에 따라 진행됐다는 것이다. 그녀의 남자 친구인 레그 카시니가 한 말도 의미심장하다. "네가 받아온 대본 중 가장 잘 쓰여진 거야. 너는 앞으로 몇 년간 여주인공일 테니까."

실제로 당시 결혼주간의 모나코 수입은 이 나라 연간 예산의 절반에 이르렀고, 이후에도 관광국으로서의 인지도가 계속 상승했다.

한편의 그림, 한편의 동화를 연상케 하는 세기의 로맨스의 결과는 어땠을까. 결론은 무난하게 살았다. 하지만 만인의 연인인 그레이스 켈리가 행복했는지는 미지수다. 오히려 새장 안에 갇힌 새처럼 부담스러운 삶을 산 것으로 볼 수 있다. 그녀는 심하지 않지만 우울증을 앓았고, 약한 뇌졸중 증세도 있었다. 결국 중년인 53세에 교통사고로 세상을 등지고 말았다.

그녀는 할리우드 시절에도, 왕비로서 공식 석상에 참석할 때도 날씬했다. 어떻게 몸매를 관리했을까. 그녀는 선천적으로 건강하고 준수한 체질이었다. 그녀의 아버지는 올림픽에서 금메달 3개를 딴 조정선수였고, 어머니는 수영 선수였다.

우월한 유전자를 물려받은 그녀는 수영과 요가도 꾸준히 했다. 식사는 많이 먹지 않고, 디저트는 딸기 요구르트를 선호했다. 촬영 때는 식사 대용으로 당근, 말린 살구를 먹기도 했다. 이처럼 과식하지 않고, 야채와 과일을 즐기는 식습관과 수영 및 요가를 한 덕분에 평생 매력적이고 균형 잡힌 몸매를 유지할 수 있었다. 또 선천적인 체질도 긍정 영향을 미친 것으로 생각할 수 있다.

그레이스 켈리 사례에서 볼 수 있듯이 식습관과 운동습관은 몸매와 피부 관리의 중요한 변수가 된다. 비만을 예방하고, 아름다운 몸매를 원한다면, 꾸준하고 규칙적인 운동이 답이다. 나이가 들수록 몸에 무리가 덜한 걷기, 수영이나 요가 같은 운동이 바람직하다. 운동은 비만 예방과 건강유지에 100가지 약보다 효과가 뛰어나다.

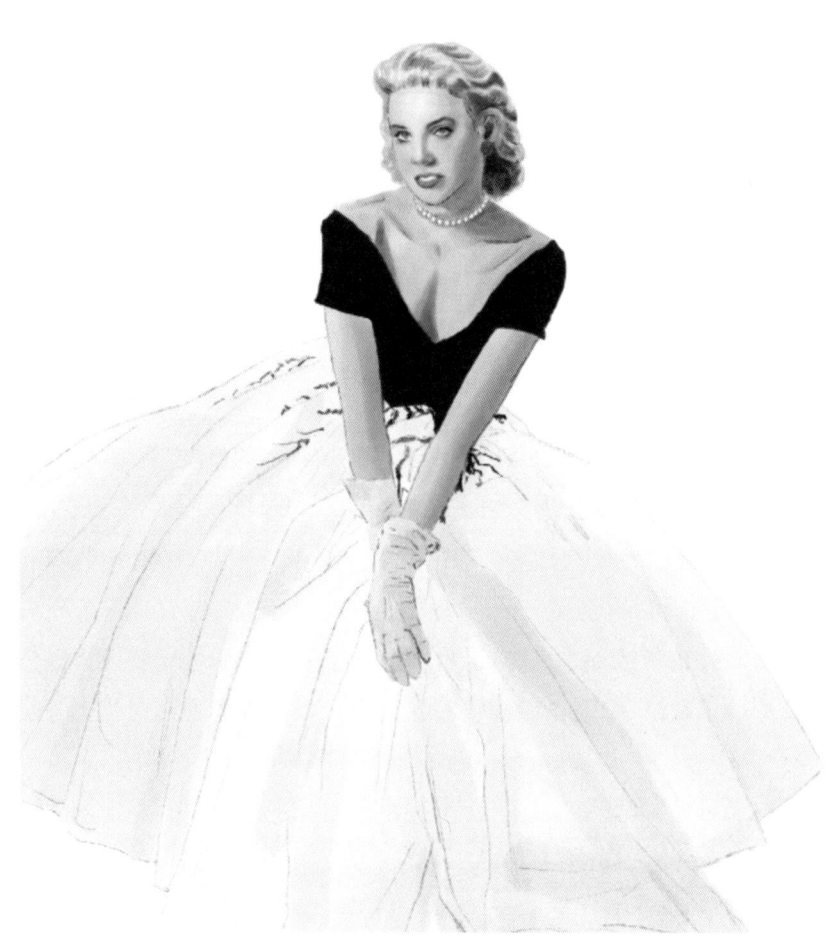

철학자 칸트가 만족한 식사와 혼밥 혼술 시대

철학의 거장은 마지막 순간에 어떤 말을 할까. 임마누엘 칸트(1724~1804년)는 사유의 끝판왕이다. 근대 철학자들이 고민하던 경험론과 합리론, 독단론을 극복한 거목이다. 비판철학을 수립한 그는 아예 사유 시대 구분의 기준이 되기도 한다.

'과거의 모든 생각은 칸트라는 큰 호수로 모여들고, 이후의 모든 사고는 칸트에서 근원이 된 물줄기'라는 표현이 그의 위치를 잘 대변한다. 사상계에서 플라톤 아리스토텔레스와 같은 반열에 있는 칸트는 마지막 거친 숨을 몰아쉬며 말했다. "그것으로 좋다(Es ist gut)."

평생 독신으로 산 칸트는 1804년, 향년 80세로 세상과 이별했다. 그가 세상에 남긴 마지막 말은 만족이었다. 혼미 상태이던 그는 죽기 직전에 포도주가 섞인 물로 목을 축였다. 기력을 조금 회복한 뒤 세상과 작별인사를 했다. '그것으로 좋다'는 지나온 삶일 수도 있고, 직전에 마신 음료수였을 수도 있다. 철학자는 이승을 떠나면서도 모호한 말을 남겼다.

프로이센 태생인 그는 독일 관념 철학의 기반을 다지고, 근대 계몽주의를 정점에 올려놓았다. 폭넓은 관점으로 현대철학과 과학에도 영향력을 미친 칸트는 이성의 구조와 한계를 연구한 순수이성 비판, 윤리학에 대해 고민한 실천이성 비판, 미학과 목적론 등을 탐구한 판단력 비판 등을 내놨다. 종교, 법, 역사에 관한 저술도 했고, 국가 간의 분쟁 해결 방법으로 국제법에 따른 국제연맹을 생각했다.

근대 서구철학의 최고봉으로 평가되는 칸트의 삶은 평범하지 않았다.

그는 프로이센의 수도인 쾨니히스베르크에서 태어났다. 아버지는 말안장을 만드는 평민이었다. 아버지는 아들에게 뿌리를 스코틀랜드라고 가르쳤다. 자신이 만든 제품의 브랜드도 스코틀랜드식으로 'cant'를 새겨 넣었다.

그러나 실제로는 독일 중부 해안가에 살던 소수민족 쿠르스족이었다. 아버지는 지역에서 하대 받던 출신임을 숨기기 위해 근엄한 조상을 말한 것으로 추측된다. 또는 오랜 시간이 흐른 탓에 기억이 왜곡되었을 수도 있다. 칸트가 죽음에 앞서서 한 말처럼 그의 뿌리, 즉 혈연에 대한 인식 또한 모호한 셈이다.

그는 평생 고향 쾨니히스베르크를 벗어나지 않았다. 태어나고 자란 곳의 마을 언저리만 맴돌았을 뿐 다른 지역으로 벗어난 적이 없다. 베를린대학의 교수직을 제안받았지만 응하지 않았다. 마을을 떠나는 것이 불편했을 것이다. 그는 마을에서 평생 규칙적인 생활을 했다.

그가 일생 동안 거닐었던 고향 마을은 프로이센, 즉 독일령이었다. 하지만 지금은 러시아 땅이고, 이름도 칼리닌그라드로 바뀌었다. 2차 세계대전 후에 패전국 독일은 이 지역을 러시아에게 넘겨야 했다. 이 또한 철학자가 생각지 못한 일이리라.

그는 움직이는 시계였다. 매일 오후 4시에는 어김없이 혼자 산책을 했다. 일정 시간에 일정 장소를 지나갔다. 마을 사람들은 걸어가는 그를 통해 시간을 알았다는 이야기가 전해진다. 시계보다 정확한 그가 산책 시간을 지키지 않는 게 두 번 있었다. 한 번은 프랑스 대혁명 신문기사를 보다가, 또 한 번은 루소의 저서 '에밀'을 읽다가 놓친 것이라고 한다. 그의 생체 시계가 특정 사안에 몰입하여 오작동한 것도 드문 일이라고 할 수 있다.

유럽의 전통 철학에서는 먹는 행위와 맛에 대한 성찰이 뚜렷하지 않았다. 그러나 칸트는 식사에 대해 확고한 철학을 가지고 있었다. 주위 사람과의 즐거운 식사를 복된 삶으로 규정했다. 식사 시간을 인간성과 지적 교류의 장으로 활용했다. 산책은 혼자 했으나 밥은 이웃과 같이 먹은 이유다. 그는 누군가와 점심을 먹으며 대화해야 했다.

한 번은 점심을 같이 하기로 한 사람들이 오지 못했다. 이에 칸트는 도와주는 사람에게 말했다. "우리 집 앞을 지나가는 첫 번째 사람을 식사에 초대해 주세요. 주인이 진심으로 환영한다는 말씀과 함께."

그의 일과표를 보면 식사 시간을 매우 소중하게 여겼음을 알 수 있다. 칸트는 아침 5시에 일어나 홍차 2잔을 마시고 담배를 피웠다. 7시부터 2시간은 강의, 9시부터 2시간 45분 동안 집필, 13시부터 16시까지는 지인들과 식사를 한다. 16시에 산책, 저녁에 독서, 22시에 취침을 했다.

그는 하루에 점심 한 끼만 먹었다. 점심은 무려 3시간 동안 계속됐다. 즐기는 음식은 대구, 치즈, 버터였고, 식탁에는 늘 연한 붉은 포도주가 있었다. 칸트는 식사를 같이 하는 숫자에도 예민했다. 초대 손님을 2명에서 5명 사이로 한정했다. 불가피한 경우도 최대 참여 인원은 9명을 넘지 않았다.

이는 식사 시간을 지적 대화의 장으로 활용하기 위함이었다. 두 사람이 이야기하면 대화가 일방통행이 될 가능성이 있고, 사람이 많으면 집중에 어려움이 있다. 식사 대화의 순서도 불문율이 있었다. 만나면 가볍게 인사한 뒤, 거론된 주제를 토론했고, 식사를 마칠 무렵에는 일상의 이야기로 돌아왔다.

칸트는 152cm의 작은 키에 몸무게도 50kg에 불과했다. 어릴 때 영양실조로 인해 가슴과 오른쪽 어깨의 발달에 문제가 있었다. 건강한 체질이 아니었다. 그럼에도 불구하고 80세까지 장수했다. 이는 규칙적인 생활, 특히 식사를 오래 씹으면서 천천히 먹은 점과 계속된 산책 덕분으로 볼 수 있다. 오늘을 사는 우리는 식사를 하면서도 컴퓨터나 핸드폰에서 눈을 떼지 못하는 게 다반사다. 식사 중에도 스트레스를 받을 소지가 있고 식사속도나 식사량을 조절하기 힘들어 비만에도 좋지 않다.

건강 측면에서는 칸트처럼 규칙적인 운동과 천천히 오랜 시간에 걸쳐 식사를 하는 게 좋다. 특히 만성소화불량에 시달린다면 식사 때만이라도 핸드폰과 서류뭉치를 멀리하는 게 바람직하다.

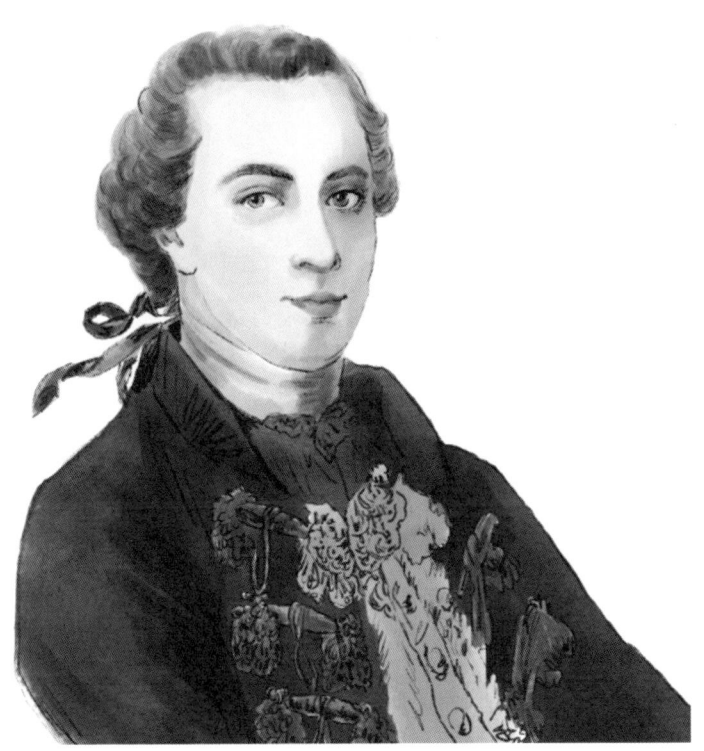

'신은 죽었다'고 외친 철학자 니체의 식단에
'고기는 살고, 채소와 과일은 죽었다.'

한국인의 식문화에서 2022년은 상징적인 해다. 육류 소비가 쌀 소비를 넘어섰기 때문이다. 2022년 1인당 육류소비량은 58kg인데 비해 쌀 소비량은 56kg이었다. 우리나라 사람이 쌀보다 고기를 더 많이 먹은 첫 해가 된 것이다. 상승세도 놀랍다. 2012년의 41kg에 비하면 불과 10년 사이에 40% 이상 증가했다. 이 같은 추세는 앞으로도 계속될 전망이다.

육류 소비는 돼지가 가장 많고, 닭과 소는 비슷했다. 육류의 대량 소비는 축산 및 식문화의 발달과 연관이 있다. 한국 농가의 양대 축은 이미 쌀농사와 축산업으로 좁혀졌다. 또 체계적인 사육으로 소는 30개월, 돼지는 4개월, 닭은 1.5~2개월이면 고기용으로 유통할 수 있다. 이와 함께 소비 촉진 활동은 아예 문화로 자리 잡혔다. 3월 3일 삼겹살데이, 5월 2일 오리데이, 9월 9일 구구데이, 11월 1일 한우데이가 그것이다.

육류 소비 증가는 국민의 체격 향상과 건강 증진에 기여했다. 육류는 단백질 구성에 필수인 아미노산 9종이 함유된 훌륭한 식품이다. 육류 소비의 증가와 함께 비만을 걱정하는 목소리도 들린다. 그러나 '육류=비만'으로 등식화하는 것은 옳지 않다. 육류도 다른 음식과 마찬가지로 꼭 필요한 식품이다. 다만 지나치게 먹었을 때 건강에 악영향이 있을 뿐이다.

유난히 고기를 좋아했던 철학자가 있다. 바로 프리드리히 니체(1844~1900년)다. 독일 연방의 작센주 뢰켄에서 태어난 그의 아버지와 외할아버지는 목사였다. 그런데 니체는 '신은 죽었다'고 외쳤다. 이에 대해 신을 부정했다는 시각도 있다. 하지만 대부분은 영혼과 육체를 분리하고, 내세를 강조하는 기독교에 대한 반발로 보고 있다. 현실에 더 충실하고, 더 잘 살기 위해 내세의 신에 의지하는 현실을 비판한 것이다.

실제로 그는 먹거리에서 즐거움을 추구했다. 니체는 고기 마니아였다. 채소에 관심이 적었다. 건강을 생각하면 육식과 채소 과일을 균형 있게 섭취하는 게 좋다. 하지만 니체의 식단에는 햄과 소시지, 건조한 가공육 등의 육류가 가득할 뿐 채소나 과일은 거의 보이지 않았다. 니체의 식단에서 '채소와 과일은 죽었다'고 말하는 게 맞는 표현이다.

그도 한때 건강을 고려해 의도적으로 채식을 했지만 잠깐에 불과했다. 입이 원하는 대로 고기에 눈을 돌렸다. 이를 친구에게 보낸 편지에서 확인할 수 있다.

"몸무게를 줄이기 위해 종종 고기를 끊는 것은 꼭 필요합니다. 하지만 괴테의 말처럼, 그것을 '종교'처럼 절대시할 필요는 없습니다."

니체는 음식에 대한 자유 의지도 생각했다. 음식 선택의 자유가 건강을 이유로 제한된다고 느꼈다. 몸이 받아들일 수 있는 정도만 먹어야 하기 때문이다. 그의 음식관은 원하는 만큼 많이 먹는 것이었다. 인간의 위는 덜 찬 것보다 가득 차 있을 때 소화가 잘된다고 믿었다. 위장의 양을 알면 만찬에서 마음껏 먹고 즐길 것으로 생각했다. 다만 위장의 크기를 모르고 계속 먹는 것은 피해야 함을 주장했다. 실제로 그는 식사 외의 시간에는 아무것도 먹지 않았다.

그는 독일의 식문화를 부정적으로 보았다. 수프, 잘게 썬 고기, 기름과 밀가루를 뿌린 채소 등을 소화 불량의 원인으로 여겼다. 니체의 고기 섭취와 포식은 많은 영양을 섭취하려는 노력이었다.

니체는 평생 근시와 두통으로 힘들어했다. 어려서는 친구들과 어울리기도 쉽지 않았다. 당연히 학교 시절 체육성적은 극히 나빴다. 인생 말년에는 건강이 더욱 악화돼 고통스러워했다. 눈이 어두워지는 가운데 안구 통증이 이어졌고, 구토와 설사도 계속됐다.

관습을 깨고 새로운 가치 창조를 생각한 그는 망치를 든 철학자로도 통한다. 음식에 관해 다소 괴짜적 시각을 보인 그는 행복을 마음에서 찾았다. 잘사는 방법을 기쁜 표정과 함께 하는 삶으로 보았다. 둘 이상이 같은 일을 경험하고, 나누고, 부대끼며 보내는 것을 행복으로 여겼다. 사소한 것에도 기뻐하면 기분이 좋아지고, 몸의 면역력도 상승됨에 주목했다. 마치 어린아이처럼 웃고 기뻐하라고 주문했다. 인간적인 관계에서 행복을 찾은 것이다.

이 같은 긍정적 시각의 니체는 고기 위주의 식사에도 건강 걱정을 그다지 하지 않았다.

한국인의 육류 섭취량이 크게 증가했다. 일부에서는 비만을 비롯하여 고지혈증, 심혈관계 질환 등 각종 성인병의 발병 가능성을 걱정한다. 그러나 니체는 오늘의 한국인 육류 소비에 대해 별 걱정 하지 않을 듯싶다.

육류 소비가 늘고 있지만 여전히 식물성 지방 섭취비율이 동물성에 비해 7 대 3으로 높다. 일부 장수 지역 노인들은 동물성과 식물성 지방 섭취 비율이 5 대 5 수준이다. 또 우리나라의 채소 소비량은 세계적으로 으뜸 수준이다.

육류 소비 증가는 영양분 섭취 차원에서 긍정적이다. 인체의 질병 저항력을 높여주는 원동력이다. 또 육류를 채소와 함께 섭취하면 고기만 먹는 단점을 어느 정도 보완할 수도 있다. 다만 지나치게 먹거나, 거의 섭취하지 않으면 몸에 좋지 않을 수 있다.

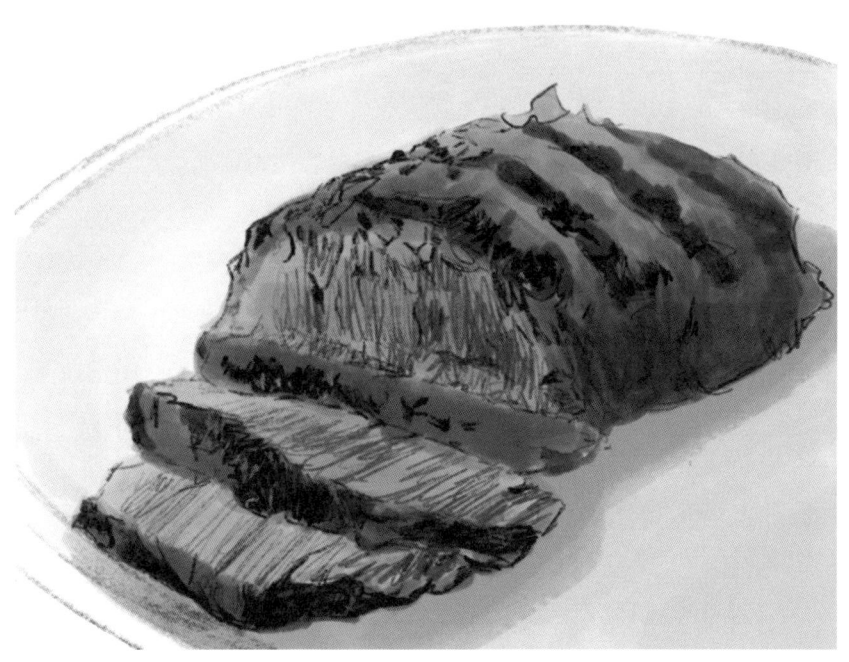

희극배우, 찰리 채플린과 영양실조

찰리 채플린(Chaplin, Charlie, 1889~1977년). 짧은 콧수염과 지팡이, 굴뚝 모자, 발에 맞지 않는 구두, 균형과 거리가 있는 걸음, 허름한 바지가 트레이드 마크인 희극 배우다. 독특한 분장, 인간의 내면 관찰, 가난한 사람에 대한 정의감과 한계 등을 바탕으로 사회를 날카롭게 풍자한 희극인이다. 그는 단순히 웃음만 주는 배우나 단순히 영화만 찍은 감독에 머물지 않았다.

세계인에게 코믹한 웃음과 감동을 선물하며 삶을 생각하게 하는 철학자나 사회학자라고 해도 무방하다. 그의 주요 작품인 모던 타임스, 황금광 시대, 독재자 등에는 웃음 못지않게 관객에게 전하는 메시지가 분명하다. 인간의 삶을 성찰하고, 무너지는 인간의 존엄성에 대해 고민한 채플린은 연기, 사랑, 우정, 철학 심지어 재판 등을 통해 인생의 희극과 비극을 전했다.

각본 감독 연기 음악 등 영화의 모든 분야에서 재능을 뽐낸 독보적인 대중스타인 그의 가슴에는 따뜻한 인간미가 흐르고 있었다. 그가 세대와 시대를 초월해 사랑받은 가장 큰 이유는 코믹함을 넘은 정열의 휴머니스트라는 점에서 찾을 수 있다.

그에게 삶은 비극이자 희극이고, 영화였다. 채플린의 삶을 잘 설명해주는 어록이 있다. "삶은 가까이서 보면 비극이요, 멀리서 보면 희극이다 (Life is a tragedy when seen in close-up, but a comedy in long-shot)."

채플린은 안타까운 상황, 즉 비극적 여건에서 희극 배우로 데뷔했다.

불과 다섯 살 때였다. 노래하는 배우인 어머니가 무대에 섰으나 목소리가 갈라졌다. 그녀가 후두암을 앓고 있다는 것을 모르는 관객들은 야유했다. 그때 다섯 살 아들이 무대에 올랐다. 엄마의 쉰 목소리를 흉내 내며 노래했다. 관객들은 박장대소하며 무대 위로 동전을 던졌다. 무대 감독은 바로 동전을 쓸어 담았다. 다섯 살 채플린은 동전을 주운 뒤 노래하겠다고 했고, 객석은 또다시 웃음바다로 변했다. 관객이 즐긴 예기치 못한 웃음거리는 빈곤층이 겪는 사회의 씁쓸한 현상이기도 했다.

삶은 비극과 희극이 공존하고, 그 경계가 모호하다.

다섯 살 때 이를 체험한 채플린의 작품에는 전쟁, 가난, 배고픔 등 시대의 아픔이 녹아 있다. 그의 작품에 떠돌이 방랑자가 자주 등장하는 이유다. 그는 비극에서도 자신만의 웃음 표현법을 찾았다. 관객들은 그의 코믹한 연기와 분장에서 슬픔과 웃음을 함께 느꼈다.

프랑스 철학자 사르트르는 채플린을 '영화의 왕'으로 극찬했다. 채플린의 연기력, 작품의 재미가 아닌 영화에 흐르는 복합 감정, 쓸쓸함과 고독함을 웃음으로 승화시키는 점을 높이 샀다. 채플린이 표현하고 싶은 세상을 이해하고, 공감한 것이다. 가난은 슬픈 일이다. 먹을 게 없어서 굶는 슬픔보다 더한 것은 별로 없을 것이다. 사르트르는 채플린에 대해 '진정한 배고픔과 진정한 비참함을 안다'고 평했다.

채플린에게 배우는 숙명과도 같았다. 아버지는 보드빌 배우, 어머니는 뮤직홀 배우였다. 아버지는 음주로 인해 젊은 날에 세상을 등졌고, 어머니는 목의 이상으로 더 이상 노래를 부를 수 없었다. 극도로 가난한 집의 아이는 빈민구호소를 전전해야 했다. 채플린은 태어나면서부터 봤던 무대에 본능적으로 서게 됐다.

다섯 살에 첫 무대에 선 이후, 아역 배우로서 하루하루를 연명하는 어려운 생활을 했다. 어머니는 가게에서 싼 음식을 사와 자신과 아들의 허기를 달랬다. 결국 어머니는 영양실조에 걸렸다. 채플린의 배고픔은 영국 최고 인기 희극극단인 프레드카노의 단원이 된 17세 무렵부터 해결됐다. 그러나 그에게 가난은 씻을 수 없는 아픔이었다.

어린 시절의 빈곤은 그의 몸에 여러 가지 병력(病歷)을 남겼다. 영양실조, 천식, 만성 신경과민 등이다. 그래서일까, 겉으로는 재미 넘친 희극 배우이지만 안으로는 우울감과 고독감에서 벗어나지 못했다.

어린 시절 충분한 영양 공급을 받지 못한 그는 왜소했다. 청년 이후에 잘 먹었지만 청소년기에 마음껏 먹지 못한 탓이다. 청년 시절에 그의 키는 불과 162.5cm였고, 몸무게는 50.8kg에 불과했다. 그는 체중 미달로 군대도 면제를 받는다.

청소년기는 급속한 신체의 성장이 일어난다. 그 어느 시기보다도 많은 영양소가 필요하다. 단백질, 비타민, 미네랄 등 영양소를 균형 있게 충분히 섭취해야 한다. 만약 단백질과 철분, 아연이 부족하면 신체 성장이 지연되고, 면역력이 떨어질 수 있다. 칼슘 부족도 골밀도 감소, 성장지연 등의 문제를 일으킬 수 있다.

음식을 충분히 섭취해도 영양소 불균형이 일어나면 면역력이 저하된다. 청소년은 신체 발육과 학습력, 성인은 노동 생산성이 떨어질 수밖에 없다. 많은 시민들의 면역력이 저하되면 사회적 저항력 약화로 전염병 위험도 높아진다.

지구촌에서 기아에 허덕이는 인구는 8억 명 이상으로 알려져 있다. 지구촌 인구 80억 명의 10%에 해당한다. 이에 비해 많은 사람들이 비만과 영양 과잉으로 다이어트와 운동 등에 몰입하고 있다. 영양 측면에서도 채플린의 표현대로 세상은 비극이고, 희극이라고 할 수 있다.

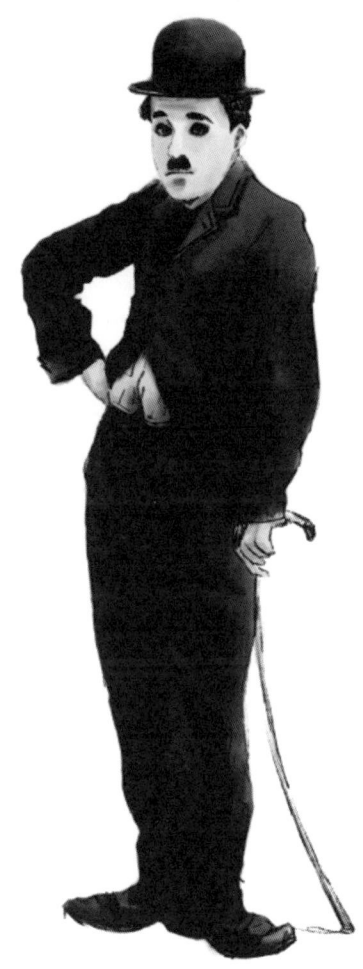

사회계약론의 장 자크 루소가 걸은
유럽 둘레길과 자연식품

　장 자크 루소(Jean-Jacques Rousseau, 1712~1778년)는 프랑스의 계몽주의 철학자다. 사회계약론을 쓴 그는 인간을 선(善)한 존재로 보았다. 철학과 정치는 물론 문학 교육 음악 등에서 막강한 영향력을 끼친 그는 직접민주주의를 신봉했다. 그의 사상은 '자연으로 돌아가라'로 잘 설명된다. 루소는 자연 상태를 이상적인 자유와 평등 사회로 보았다. 그는 문명이 발달하면서 사유 재산, 불평등, 구속 등의 반작용이 나타난 것으로 진단했다.

　루소는 사회계약론에 '인간은 자유로운 존재로 태어났다. 그러나 여러 곳에서 쇠사슬에 묶여 있다'고 적었다. 현실의 사회 질서는 결코 자연에 기원하지 않고, 인위적인 약속이라는 설명이다. 루소는 인간 불평등의 기원이 전 사회적, 전 도덕적, 전 이성적인 자연인의 상태에서 이탈한 결과라고 주장했다. 문명의 혜택은 사람과 사람을 강제하는 구속의 모습으로, 평등이 깨지는 현상으로 나타난 것이라고 말했다. 그는 평등한 사회, 독립적인 인간의 삶이란, 문명에 찌들지 않은 자연 상태라고 생각했다.

　따라서 그가 지금 시대를 산다면 스마트폰, 챗GPT, 로봇, 첨단산업, SNS, CCTV 등에 심각한 반감을 가졌을 것이다. 현대인의 생활은 몇 개의 쇠사슬에 엮인 정도가 아니다. 첨단 사회는 삶 자체가 24시간 감시되고 구속되는 것을 의미한다. 그렇기에 '자연으로 돌아가라'는 그의 외침은 당시보다 지금 더 많은 공감을 얻을 수도 있다.

　그러나 사람은 이성적이면서도 이성적이지 않다. 성선설과 성악설을 모두 떠올리게 하는 존재다. 이 같은 인간의 복잡다단한 삶에는 그의 주장이 맞지 않는 면도 있다. 생존을 위해 사회를 이루는 인간에게 사유 재산이 존재하지 않는 자연 상태는 애초에 없는 신기루라고 할 수 있다.

모순은 그의 삶에서도 드러난다. 교육철학자인 그는 개인적 삶에서 논란이 되는 사건도 있었다. 루소는 스위스 제네바공화국에서 태어났다. 아버지는 가난한 시계공이었고, 어머니는 생후 3일 만에 숨졌다. 어머니를 일찍 여의고 루소는 여성 가정교사와 침대를 같이 썼다. 꼬마 루소는 가정교사로부터 볼기를 맞을 때 성적 희열을 느꼈다. 19살이 된 청년 루소는 13세 연상 여성의 후원을 받는다. 그녀는 마음의 어머니이자 연인이었다.

혼돈의 관계, 심리적 불편함 속에 유년기와 청년기를 보낸 그는 변질된 사랑의 형태인 성 학대증, 즉 마조히즘 성향이 있었다. 그는 성적 노출 행동도 했다. 사춘기 시절에 여성이 있는 곳에서 슬그머니 바지를 내렸고, 성인이 된 뒤에도 같은 행동으로 경찰서에 연행된 바 있다. 그는 현대 정신의학적 시각에서 보면 심리치료를 받아야 할 대상이다. 지금 세상에 태어났으면 적절한 치료를 받았을 것이고, 위대한 철학자의 불명예는 없었을 것이다.

그럼에도 불구하고 자연을 강조한 루소의 울림은 현대에도 시사하는 바가 강렬하다. 특히 건강 측면에서 당시보다는 지금이 더욱 주목받을 만하다. 그의 걷기 운동과 소박한 식사 습관은 비만인에게는 산 교과서라고 할 수 있다. 루소는 늘 자연을 걸었다. 사람이 모인 마을도 아니고, 번화한 도심도 아닌 자연을 찾았다. 들판을 산책했고, 숲길을 따라 다녔다. 작은 오솔길에서 위안을 얻었다.

루소는 주로 혼자 걸었다. 마음의 평온을 얻기 위해 걸었고, 기분이 좋아서 걸었다. 그는 걸으면서 생각했다. 걷는 과정에서 사색했다. 그렇기에 그는 '사유를 다리(발)와 함께 한다'고 말했을 정도다.

루소는 유럽의 둘레길 개척자라고 해도 무방하다. 고향 제네바에서 걸었고, 리옹, 샹베리, 안시 등 프랑스의 여러 도시도 두 발에 의지해 다녔다.

무엇보다 자연 풍광이 아름다운 알프스를 도보로 넘었다. 이탈리아 토리노까지 펼쳐진 알프스 둘레길을 개척한 셈이다. 그는 자연 속에서, 자신에게서 원초적 인간을 찾고자 했다. 생을 마감하는 날에도 산책을 한 루소는 걷기의 양과 질에서 타의 추종을 불허한 셈이다.

철학자에게 걷기는 두뇌의 생산활동이기도 했다. 뇌는 자극을 받으면 수용 작업을 한다. 자극이 적을 때 뇌는 기존에 입력된 정보를 조직화한다. 걷기는 두뇌의 휴식이다. 이때 두뇌는 기존 정보를 조직화한다. 루소에게 걷기는 정보 조직화로 창의적 아이디어의 샘물이 되었던 셈이다.

루소의 식단도 자연을 닮았다. 가공되지 않은 음식을 찾았고, 천연 식품을 식탁에 올렸다. 계절에 따라 생산되는 채소와 과일, 곡류를 먹었다. 그는 사람의 공력이 들어간 음식은 몸에 좋지 않을 수 있음을 생각했다. 소박한 식탁을 원한 루소는 생존에 필수인 빵과 치즈 그리고 기분을 좋게 하는 약간의 포도주를 최고의 상차림으로 여겼다.

루소의 걷기와 자연식품 섭취는 건강 면에서 분명히 긍정적이다. 다만 워킹은 자세가 바를 때 뱃살 관리 등의 최고 운동 효과를 얻을 수 있다. 걸을 때 핸드폰을 보면 상체를 앞으로 숙이게 돼 등이 굽어진다. 산책할 때 어깨와 등은 반듯하게 편 상태가 바람직하다. 보폭은 자연스럽게 유지하되 빠르게 걷는 것이 좋다.

또 자연식은 권장 사항이지만 극단은 피해야 한다. 건강 유지의 핵심은 고른 영양 섭취다. 식물성과 동물성을 고루 섭취하는 게 좋다. 탄수화물, 지방, 단백질, 각종 미네랄의 균형 섭취가 바람직하다.

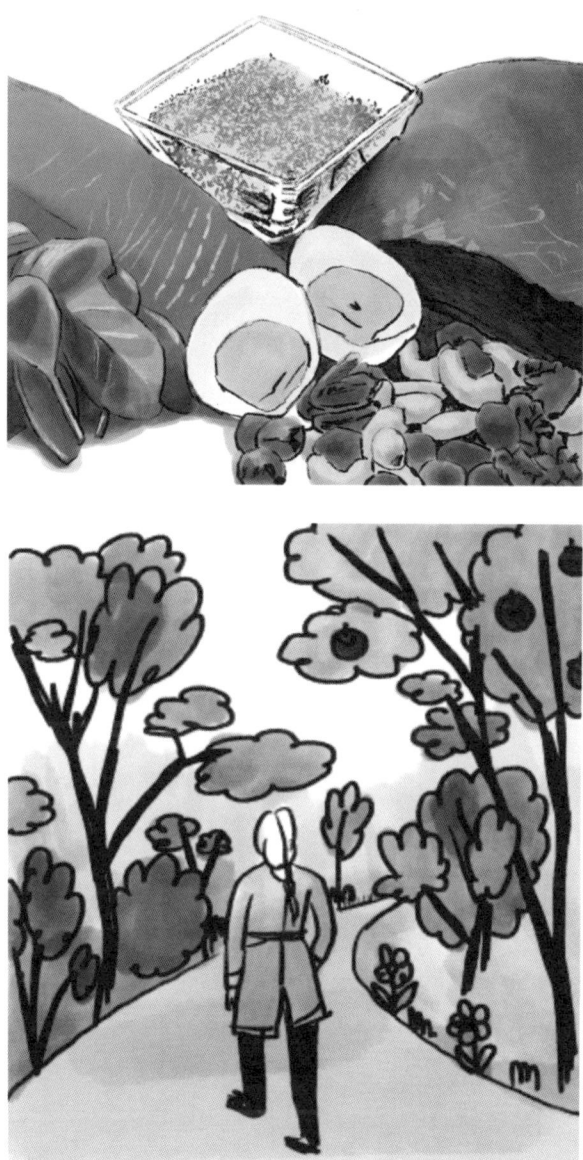

음악의 어머니 헨델의 실명과 비만은 어떤 관계일까

　세상에는 남자와 여자가 있다. 둘이 만나 아이가 태어나면 남자는 아버지, 여자는 어머니가 된다. 아버지와 어머니 칭호는 유명 예술가에게도 종종 쓰인다. 그 분야의 시초 또는 분야를 발전시킨 중요한 인물이라는 의미다. 서양 음악을 논할 때 흔히 바흐(Johann Sebastian Bach, 1685~1750년)를 아버지, 헨델(Georg, Friedrich Hände, 1685~1759년)을 어머니에 비유한다.

　바흐와 헨델은 서양 음악을 눈부시게 발전시켰다. 그 공로를 사람들이 찬미한 결과 어머니, 아버지 호칭을 부여했다. 하지만 헨델은 여성이 아닌 남성이다. 남성 헨델이 어머니로 불린 이유는 '아버지' 호칭이 바흐에게 이미 붙여졌기 때문이다.

　음악의 아버지라는 바흐는 두 번의 혼인을 통해 20명의 자녀를 두었다. 반면 음악의 어머니라는 헨델은 방랑벽이 있었다. 한곳에 정착하지 못한 그는 아예 결혼도 하지 않았다. 그러나 이성에 대해서는 관심이 높았다.

　헨델은 젊은 시절에는 호감을 느낀 이발소 주인의 딸에게 자작곡 악보를 선물하며 구애를 했다. 그러나 악보를 하찮게 취급하는 그녀를 보고 마음을 접었다. 대신 헨델은 명예욕과 금전욕이 강했다. 돈과 명예에 타고난 체력까지 가진 그의 이성관은 건전하지는 않은 듯하다. 독신인 그의 사생활은 유부녀와의 스캔들 등 루머로 시끄러웠다.

　그러나 사생활을 비밀로 남겨두었기 때문에 명확하게 드러난 것은 거의 없다. 후대 연구가들이 헨델을 종합적으로 이해하는 데 어려움을 겪는 이유다. 다만 성격적으로 다혈질에, 격투를 하는 등 넘치는 에너지를 주체하지 못한 점은 많은 이가 공감한다.

굽히지 않는 성격과 강한 물욕은 사람들과의 관계를 어렵게 했다. 그러나 그에게는 천부적인 음악 재능이 있었다. 많은 비난과 풍파 속에서도 음악가로서 우뚝 섰다. 헨델 비문에는 '그는 시대를 뛰어넘는 가장 뛰어난 음악인이고, 그의 음악은 단순한 소리가 아닌 감성의 언어'라고 묘사돼 있다. 인간의 열정을 담은 언어의 힘을 뛰어넘는 초월적인 음악인이라는 것이다.

극 음악 분야인 오페라, 오라토리오 등에서 큰 업적을 남긴 그의 유명세는 기악 음악인 왕궁의 불꽃놀이 초연 때 절정에 이른다. 영국 왕 조지 2세의 요청으로 작곡된 이 곡이 처음 연주될 때 1만 2천 명이 영국 궁궐 주변에 몰려들었다. 마차가 3시간 동안이나 막힐 정도로 교통 정체도 심했다.

완성도 높은 음악을 자랑한 헨델은 풍채도 좋았다. 얼굴이 포동포동하고, 아랫배가 블록 나온 비만이었다. 건장한 체구의 대식가인 그는 육류를 선호했다. 한 자리에서 4인분의 식사를 너끈히 헤치웠다. 헨델이 하루는 식당을 찾았다. 테이블 3개에 올릴 양의 주문을 했다. 주문을 받은 웨이터가 "함께 할 일행들이 있는가"라고 물었다. 헨델은 "일행은 바로 나"라며 나온 음식을 모두 먹었다는 일화가 있다. 그는 술도 좋아하고, 담배도 즐겼다.

말년의 그는 불운했다. 생로병사의 인간 고뇌에서 벗어나지 못했다. 마차사고로 부상을 당한 데 이어 백내장이 원인이 돼 실명까지 했다. 헨델은 실명 후에도 8년 동안 작품 활동을 하다가 1759년에 숨졌다. 향년 74세였다.

실명한 천재 작곡가에 대해 많은 사람이 가슴 아파했다. 오라토리오 '삼손' 연주회에서 테너 가수 존 바이트가 노래했다. "기막힌 어둠, 해도 달도 없네. 달빛을 암흑이 싸 버리네." 관객은 노랫말과 시력을 잃은 작곡가에 감정을 이입했다. 객석에서는 눈시울을 적신 이가 많았다.

헨델이 앓은 백내장은 노인에게 흔한 안질환이다. 안구가 노화되면 눈의 수정체에 있는 단백질이 변성된다. 이 경우 수정체 투명도가 떨어져 시야가 흐리거나 왜곡돼 치료하지 않으면 실명에 이를 수도 있다. 백내장은 가족력과 함께 비만, 음주, 흡연 등도 원인이 된다.

살이 지나치게 찌면 신체의 산소조절 능력이 떨어진다. 이는 몸의 단백질 변성의 원인이 돼 백내장을 더 악화시키게 된다. 비만은 당뇨와도 밀접하다. 당뇨가 심하면 혈액이 끈적끈적해져 순환에 문제가 생기고 눈으로의 산소공급이 원활하지 않게 된다. 이로 인해 안구 수정체의 단백질이 손상되면 백내장이 발생된다. 지속적인 흡연은 유해 화학물질 노출로 눈으로 가는 혈액순환을 방해하여 백내장 위험도가 증가될 수 있다.

당시 헨델은 한쪽 눈의 시력이 급격히 떨어지자 백내장 치료를 받았다. 그러나 치료는 성공하지 못했고, 반대편의 눈도 나빠져 결국 앞을 보지 못하게 됐다. 이는 당시의 의료수준의 한계로 이해하고 싶다.

지금은 인공수정체 삽입 등 치료방법이 충분히 있다. 다만 헨델이 평소 섭생 관리와 다이어트 등을 했더라면 백내장 위험도 낮아졌을 것이다. 또 백내장 수술 후에라도 음주와 흡연을 삼가고, 체중 관리를 했다면 어땠을까. 실명까지 악화되지 않고 더 많은 아름다운 음악을 후대에 남기지 않았을까.

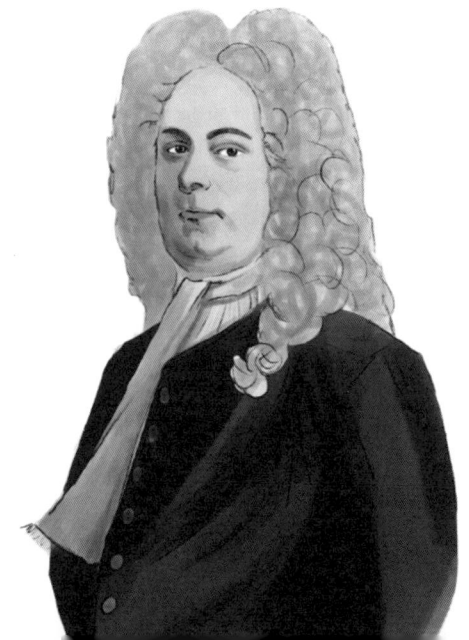

음악의 아버지 바흐와
커피의 비관학

요한 제바스티안 바흐(Johann Sebastian Bach, 1685~1750년)는 바로크 시대를 대표하는 음악가다. 바로크 시대의 마침표와 성숙을 동시에 가져왔다는 평을 받는 그는 작곡가 겸 오르가니스트이며 쳄발로 연주자다.

BBC 등의 여론조사에서 종종 역사 인물 중 가장 위대한 작곡가로 선정되기도 하는 그는 우리나라와 일본에서는 '음악의 아버지'로 통한다. 악성(樂聖) 베토벤은 서양 음악 발달에 한 획을 그은 그에 대해 '실개천이 아닌 바다, 화성의 아버지'라고 표현했다.

그는 오페라를 제외한 거의 모든 음악을 다뤘고 성과를 냈다. 독일의 전통 음악의 완성자인 그는 대위법 예술, 새로운 양식의 프랑스와 이탈리아 음악의 융합 속에서 창의적 요소를 키웠다. 바로크 음악을 집대성한 그의 대위법과 음악성은 당대의 거장인 베토벤과 모차르트에 영향을 미쳤다.

그의 전통과 미래를 융합한 음악은 종교라는 테두리를 넘어섰다. 교회 음악가인 그의 종교적 작품은 개신교회 예배용으로 작곡했다. 기존의 구교 음악과 차별화를 시도했다. 뿐만 아니라 세속적인 음악도 창작했다.

바흐는 유럽 최고의 음악 명문가(家)에서 태어났다. 독실한 프로테스탄트 신자인 그의 집안은 200여 년에 걸쳐 50여 명의 음악가를 배출했다. 바이올린 연주로 음악 활동을 시작한 바흐는 좋은 환경인 궁정에서 음악사로 일하면서 많은 성과를 냈다.

궁정에 도입된 신선한 협주곡 양식의 이탈리아 음악을 접한 시기에 푸가, 토카타, 코랄 전주곡의 다수를 작곡했다. 32세에 궁정 악장이 된 바흐는 종교 음악을 넘어선 기악곡 창작에 몰두했다. 활발하고 밝은 브란덴부르크 협주곡, 평균율 클라비어곡집 등의 많은 기악곡을 완성했다. 44세에 성악곡인 마태 수난곡을 작곡했다.

희대의 천재는 생을 마감한 65세까지 다양한 장르의 곡을 썼다. 칸타타, 오라토리오, 미사, 가곡 등 수많은 창작을 했다. 이중 가장 많이 쓴 게 칸타타(Cantata)로 200곡이 넘는다. 노래하다는 뜻의 이탈리아어 'Cantare'에서 유래한 칸타타는 두 종류가 있다. 신앙심을 돈독하게 하기 위한 목적으로 성서를 기초해 작곡한 종교적 작품과, 서민의 일상 이야기나 시대상을 그린 세속적 칸타타가 있다.

시민과 함께 하는 작품 중에는 '커피 칸타타'가 있다. 바흐가 5년 동안 쓴 이 곡은 시대상을 반영한 사회적 작품이다. 원 제목은 '조용히! 말하지 말고~'이다. 노랫말은 관객을 들었다 놨다 할 정도로 위트 있고 유머스럽게 구성됐다. 가사는 바흐와 작품을 오래 한 크리스티안 헨리키가 썼다. 1925년 영국에서 오페라 '커피와 큐피드'로 공연되기도 한 작품이다.

바흐가 활동하던 시절의 독일에는 커피에 대해 두 가지 상반되는 시각이 존재했다. 커피를 예술혼을 자극하는 '마력의 음료'로 인식한 곳에서는 커피가 대단한 인기를 끌었다. 곳곳에 커피하우스가 등장했고, 지식인과 창작자들의 발길이 이어졌다. 반면 이단이 마시는 '사악한 음료'라는 인식도 존재했다. 특히 의학적으로는 불임을 유발한다는 근거 없는 속설로 여성이 커피를 마시는 게 금기시됐다. 커피하우스에는 여성 출입이 금지되었을 정도다. 한편 프랑스에서는 커피하우스를 찬미하는 샹송이 불려지기도 했다.

이 같은 과도기에서 작품 '커피 칸타타'는 아버지와 딸의 갈등을 노래하고 있다. 커피의 향에 푹 빠진 딸은 '천 번의 키스보다 황홀하고 모스카토 와인보다 부드럽다'며 커피 마니아의 모습을 보인다. 이에 대해 아버지는 딸에게 커피를 마시지 말라고 종용한다. 아버지는 딸에게 커피를 마실 경우 결혼을 불허하겠다고 한다.

아버지의 으름장에 딸은 작전상 무릎을 꿇는다. 딸은 아버지로부터 결혼 허락이 떨어지자 혼인계약서에 자유롭게 커피를 마실 권리를 삽입한다. 딸은 결국 결혼도 하고, 커피를 마시게 된다. 미식가인 바흐는 커피를 즐겼다. 그렇기에 커피 칸탄타를 구상할 수 있었다.

커피는 한국인에게 거의 주식(主食)이나 다름없다. 점심을 먹고, 커피를 마시는 게 하나의 풍속이 되고 있다. 커피는 그 종류에 따라 비만과 연관이 있다. 설탕과 크림이 많이 함유된 믹스커피를 지속적으로 마시면 비만과 심혈관 질환의 위험이 높아질 수 있다.

반면 열량이 5kcal에 불과한 블랙커피는 다이어트에 유용할 수가 있다. 약간의 카페인을 식후 섭취하면 대사 작용과 에너지 소비량 증대로 이어져 다이어트와 소화에 도움된다. 요즘 유행하는 '얼죽아'(얼어죽어도 아이스아메리카노)가 체중조절에 도움이 될 수 있다. 다만 공복에 마시는 커피는 위장관에 부담을 줄 수가 있다. 따라서 비만이나 위장이 좋지 않은 사람은 식후에 열량이 낮은 블랙커피를 하루 한두 잔 정도 마시는 게 바람직하다.

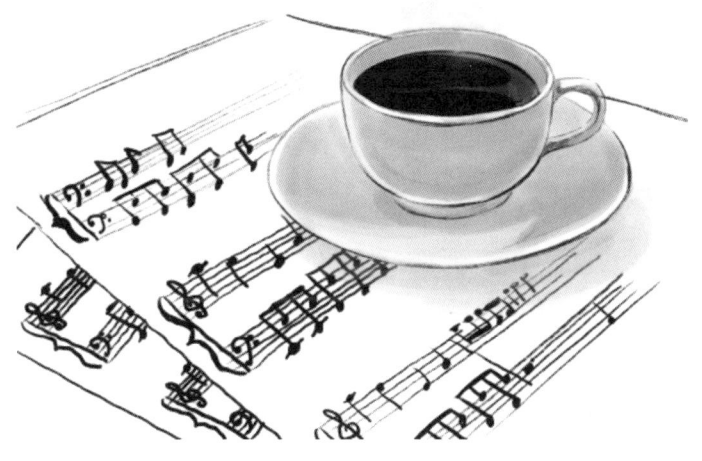

'피아노 시인' 쇼팽과 '돌싱 소설가' 상드의 사랑과 집밥

　19세기 '피아노의 시인'과 '여류 작가의 만남'은 마치 한 편의 소설 같았다. 스물 일곱 살 남자는 당대 최고의 작곡가이자 피아니스트였다. 예술의 삼매경에 이른 남자는 파리 귀족들이 찾는 살롱에 드나들었다. 출연료는 파리에서 단연 톱이었다. 그의 이름은 프레데리크 쇼팽(Fryderyk Franciszek Chopin, 1810~1849년)이었다. 고향 폴란드를 떠나 프랑스 파리에서 혼자 사는 젊은 총각이었다.

　여자는 '돌싱'으로 소설가였다. 어린 두 아이의 엄마였다. 많은 남성과 염문을 뿌린 팜므 파탈이었다. 프랑스 남작의 아내였으나 별거와 이혼 후 여러 남자와 개방적 만남을 했다. 자유연애주의자인 그녀는 많은 작가, 예술가 등 지식인들과 적극적인 소통을 했다.

　지인들에게 쓴 편지가 무려 4만 통에 이른다. 늘 사랑을 갈망한 그녀의 마지막 남자는 아들보다 두 살 어린 화가였다. 그녀의 이름은 조르주 상드(George Sand, 1804~1876년)다. 그녀가 쇼팽을 만날 때는 서른 네 살이었다.

　'연상의 여인'과 '연하의 남자', '자녀 없는 총각'과 '두 자녀를 둔 돌싱'의 첫 시작은 쇼팽의 연주회 무대였다. 두 사람은 피아니스트와 작가로 인사했다. 그러나 공감대는 형성되지 않았다. 쇼팽은 성문화에 보수적이었다. 내성적이고, 고독을 즐기는 경향도 있었다.

　반면 상드는 마음이 맞고, 눈이 맞으면 제도에 얽매이지 않는 여성이었다. 사교계의 화려함을 즐겼다. 행동에 거침이 없었다. 길거리에서 담배를 피우고, 남장을 하고 사교클럽에 출입도 했다. 당시 사교클럽에는 여성의 출입에 일정 부분 제한이 있었다.

쇼팽은 너무 튀는 상드에 대해 호감을 느끼지 못했다. 반면 여러 남자를 사귄 경험의 상드는 쇼팽에게 고개를 흔드는 부분도 있었지만 은근한 매력도 느꼈다. 첫 만남이 '물'과 '불'에 가까웠던 두 사람은 시간이 흐르면서 점차 친밀해졌다. 초반과는 달리 쇼팽이 더 좋아하는 모습을 보였고, 1830년대 후반에 연인으로 발전했다. 쇼팽과 상드의 애정 관계는 10년간 계속되었다.

두 사람은 사회의 시선을 피해 몰래 사랑을 했다. 여행을 할 때는 시차를 두고 다르게 출발하기도 했다. 상드는 오랜 기간 가족과 떨어져 외로워하는 쇼팽을 엄마처럼, 누나처럼 챙겨주었다. 쇼팽은 내면의 외로움을 살갑게 위로하는 여인에게 깊이 빠져들었다.

쇼팽은 상드와 만나면서 괴로움과 즐거움을 모두 느꼈다. 그녀의 자유분방한 삶에 힘들어 하면서도 포근함을 느꼈다. 그녀가 쇼팽의 가슴 속에 숨어있던 보살핌에 대한 그리움과 가족에 대한 향수를 풀어주었기 때문이다. 그렇기에 상드는 쇼팽에게 단순한 연인이 아니었다. 마음의 외로움을 달래주는 모정의 여인이기도 했다. 감정적 도움을 받는 쇼팽은 상드의 어린 두 아이에게 정성을 쏟았다. 특히 딸 솔랑주를 친딸처럼 보살폈다.

두 사람은 성향이 전혀 맞지 않았다. 그럼에도 불구하고 오랜 사랑을 할 수 있었던 것은 정서적 공감대를 형성했기 때문이었다. 쇼팽의 전기를 쓴 프레데릭 닉스는 '쇼팽의 서정적 정서와 상드의 가슴에 담긴 시적 감성이 서로에게 끌림으로 다가왔다'고 적었다.

또 하나, 쇼팽은 상드가 해주는 집밥에서 가정의 평안함도 찾았다. 요리를 좋아한 상드는 가족을 위해 늘 맛있는 음식을 만들었다. 전문가 뺨치는 요리실력을 지닌 그녀는 자신의 영지인 노앙 지역의 식재료를 바탕으로 음식을 만들었다. 때때로 프랑스의 다른 지역과 스페인 영국의 요리법도 응용해 집밥을 지었다. 그녀의 수첩에는 요리 레시피가 700여 개에 이른다.

쇼팽과 상드는 스페인 마요르카 섬의 오두막에서 여러 달을 지냈다. 이때 쇼팽은 많은 작품 활동을 했고, 상드는 연인의 식탁에 푸짐한 음식을 올렸다. 그중의 하나가 마요르카 스푸다. 마요르카 전통 음식인 이 스푸에는 쇠고기, 돼지고기, 아티초크 등과 함께 양배추 토마토 등 다양한 야채가 들어간다.

음식은 사람에 따라 좋을 수도 있고, 그렇지 않을 수도 있다. 비만인 사람과 마른 체형의 사람과는 필요한 영양소가 다를 수 있다. 소화력이 뛰어난 사람에게 좋은 음식이 그렇지 않은 사람에게 부담으로 작용할 수도 있다.

음식은 편안하게 먹는 게 가장 좋다. 마음이 넉넉한 상태에서 맛있게 먹으면 건강에도 좋다. 이런 의미에서 집밥은 건강에 아주 좋다. 집밥은 물리적 허기뿐만 아니라 심리적 허기도 달래주기 때문이다. 가족이 챙겨주는 김이 모락모락 나는 따뜻한 밥은 심리적으로 최고의 영양소라고 할 수 있다.

쇼팽은 고국 폴란드를 21살에 떠나 파리에 왔다. 타향에서 홀로 생활한 쇼팽에게 집밥을 지어준 상드는 물리적 허기와 심리적 허기를 모두 치유해주는 마법사나 다름없었다. 불륜이라는 비난과 푸대접에도 불구하고 쇼팽은 그녀와 10년간이나 정을 나누었다. 그 이유 중 하나는 상드의 빼어난 음식 솜씨와 따뜻한 집밥으로 생각할 수 있다.

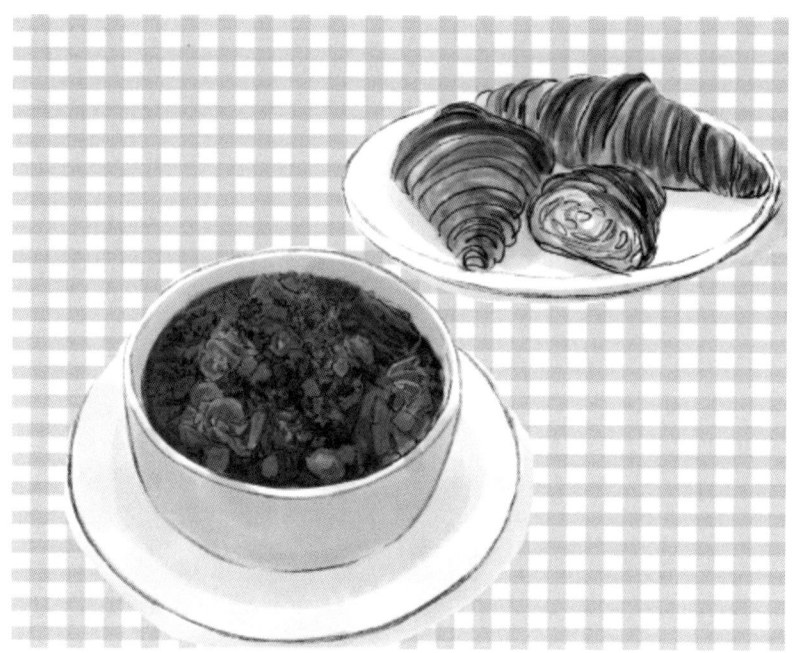

이집트 파라오 람세스 3세 시절
기술자들의 빵 파업

고대 이집트를 통치한 람세스 3세(Ramesses III, B.C. 1217~1155년)는 약 3천 년 전의 인물이다. 그는 최후의 위대한 파라오로 통한다. 강력한 권한을 행사한 마지막 파라오이기 때문이다. 31년 동안 권좌에 앉은 그의 영향력은 이집트 곳곳에 미쳤다. 그러나 그의 사후 파라오의 권위는 예전과 달랐다. 왕국이 차츰차츰 무너지면서 예전 같은 신성불가침한 절대 권력을 행사하는 파라오는 나오지 않았다.

지략이 뛰어난 람세스 3세는 혼돈의 국제질서 시기에 외적을 잘 막아 냈다. 그의 시대에 지중해 연안과 소아시아에서는 이집트를 비롯하여 미케네, 히타이트 제국 등이 문명을 이루고 있었다. 그런데 정체불명의 바다 민족들의 계속되는 침략에 문명 세계가 큰 타격을 받았다. 강대국 이집트의 해안 도시들도 대규모 해적 선단에 의해 지속적으로 약탈을 당했다. 바다 민족들의 위세는 갈수록 더해져, 나일강을 타고 들어와 이집트 내륙도 침략했다.

람세스 3세는 재위 8년째 대규모 군단을 꾸려서 해양세력들과 나라의 명운을 건 전쟁에 나선다. 그는 선단을 이뤄 몰려오는 바다세력을 지중해에서 격퇴하고, 나일강을 통해 상륙한 또 다른 무리와 육지에서 싸워 크게 이겼다. 연이은 대승으로 해양민족들의 위협은 한풀 꺾였다. 또 전쟁에서 잡은 많은 포로를 황폐해진 토지 개간과 치수 사업 등에 투입해 나라 재건에 나섰다.

하지만 나라의 재정이 넉넉하지 못해 급료가 18일 동안 밀렸다. 배가

고픈 근로자들은 파라오(투트모세 3세)의 영안실 사원 점거 후 "빵을 달라"며 연좌 농성을 했다. 근로자들이 농성한 영안실은 신과 소통하는 파라오와 신관만이 출입할 수 있는 신성불가침한 공간이다.

근로자들은 "급여가 18일 동안 밀린 탓에 굶주리고 있다"면서도 파업 이유를 '배고픔'이 아닌 '적정생활에 미치지 못하는 급여'를 들었다. 이는 급여 지연은 물론 급여로 책정된 빵과 보리죽이 생활에 충분하지 않았음을 의미한다.

근로자들은 요구를 들어주지 않으면 파라오인 세티 1세(B.C.1290~B.C.1279년 재위)의 신전에 들어가 밤샘 시위를 할 계획을 밝혔다. 또 강제해산을 시키면 "파라오의 무덤 도굴을 마다하지 않겠다"고 신성모독의 극한 발언도 서슴지 않았다. 사상 초유의 근로자들의 파업에 람세스 3세는 권력 서열 2위 관료의 명의로 서신을 보내 급여 지급을 약속했다. 하지만 극심한 재정 압박을 받던 나라에서는 일부 급여만 지급했고, 근로자들의 파업은 반복되었다.

그런데 파피루스의 파업 기록에서 의문점을 찾을 수 있다. 피라미드 건설은 전쟁포로 등의 노예에 의해 건설된 것으로 인식된다. 고대의 노예들이 파업을 하는 것은 생각하기 쉽지 않다. 인권이 유린되기 일쑤인 노예들의 파업은 곧 죽음이나 다름없었기 때문이다.

당시 파업을 한 석공과 화공들은 노예 신분이 아닌 전문 기술자들로 자유민이었다. 왕과 왕비의 무덤을 만드는 특수한 기술을 지닌 전문가였다. 그렇기에 여느 사람들보다 많은 자유와 힘이 있었다. 또한 무덤 건설에 관련된 비밀은 철저하게 지켜져야 했다. 대체가 극히 어려운 기술자라는 점에서 파업을 해도 안전이 담보되었던 것이다.

파라오 시절의 전문인력은 주로 빵과 보리죽을 먹으며 힘든 작업을 했다. 빵은 산 사람의 먹거리일 뿐만 아니라 신에게도 봉헌하는 귀중한 양식이었다. 따라서 다양한 빵이 개발돼 종류가 40여 가지에 이르렀다. 하지만 근로자들이 먹는 빵은 밀가루나 보리가 주성분으로 영양적으로는 부족했다. 천연 발효시 생성된 초산으로 인해 시큼한 맛도 강했다.

요즘 아침 식사를 밥 대신 간편한 빵으로 섭취하는 사람이 꽤 많아지고 있다. 영양학적으로는 밥에 못지않다. 하지만 쌀에 비해 당 수치가 높아 비만에는 좋지 않다. 밀가루는 쌀에 비해 흡수가 빨라 혈당수치를 더 빨리 높이기 때문이다. 빵의 주원료인 밀가루에는 단백질과 함께 비타민 B1, 비타민 B2, 비타민 B6, 미네랄, 토코페롤 등이 함유돼 있다. 반면 필수 아미노산 리신 등이 부족하다. 따라서 건강을 생각하면 빵은 채소와 육류 등을 함께 먹는 게 좋다.

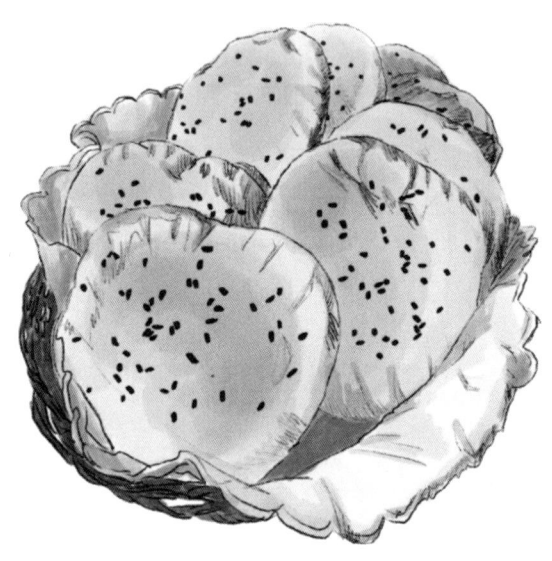

백의의 천사 나이팅게일과
나쁜 음식, 좋은 음식

플로렌스 나이팅게일(Florence Nightingale, 1820~1910년). '코로나 19'와 '간호사'가 언급될 때 종종 소환되는 위대한 인물이다. 영국의 간호사이며 통계학자인 그녀는 병원 의료제도의 개혁자. 크림 전쟁(1851~1856년) 동안 이스탄불의 야전병원장으로서 부상한 군인들을 돌보며 근대 병원시스템과 간호체계의 단초를 제공했다.

숭고한 인류애를 실천해 '백의의 천사', '등불 든 여인', '램프를 든 천사' 등으로 불리는 나이팅게일은 크림전쟁 당시 의료 물자 확보를 위해 망치를 들기도 했다. 이같은 저돌적인 행동으로 '망치를 든 여인'이라는 별명도 얻었다.

크림전쟁에서 활약한 나이팅게일은 영국 귀족의 딸로 태어났다. 당시 유럽의 상류층에서는 르네상스 발상지인 이탈리아 여행이 유행이었다. 그녀의 부모는 결혼과 함께 이탈리아에서 3년간 신혼을 즐겼다. 이 기간에 부부는 두 딸을 낳았다. 둘째인 나이팅게일은 피렌체에서 태어났다. 부부는 아이의 이름을 피렌체의 영문 표기인 플로렌스로 지었다.

나이팅게일은 가정교사로부터 역사, 철학, 종교, 외국어를 배웠다. 교육 과정에는 많은 상류층 인사와의 교류, 예술과 인문학이 숨 쉬는 유명 도시로의 여행도 포함돼 있었다. 수학과 정보처리 능력에 재능을 보였던 그녀는 17세에 돌연 간호사가 되기로 결심한다. 아프고 병든 이를 위한 헌신이 하나님이 자신에게 부여한 소명임을 밝힌 것이다.

산업혁명이 한창 진행되던 당시 영국은 빈부격차가 극심했다. 부자들은 의사들을 자택으로 불러서 치료받았고, 빈민이 이용하는 의료시설은 요양원, 고아원 기능도 겸하고 있었다. 돌볼 가족이 없는 극빈자, 전염병 환자가 입원하는 병원은 환경이 아주 열악했다. 이곳에서 일하는 간호사의 사회적 인식도 높지 않았다.

나이팅게일 부모는 딸의 간호사 희망에 대해 강하게 반대했다. 귀족의 직업으로 간호사는 어울리지 않는다는 인식이었다. 그러나 나이팅게일은 독학으로 간호와 공공 보건을 공부했다. 또 독일 이집트 등에서 간호 실무교육을 받은 뒤 숙녀병원 간호부장으로 일했다. 그녀는 간호와 병원 경영에서 성과를 보였다.

이때 크림전쟁이 터졌다. 종교를 명분으로 내세운 크림전쟁의 속내는 러시아의 남진 정책에 맞선 오스만제국(튀르키예), 영국, 프랑스, 프로이센(독일), 사르데냐(이탈리아)의 이해관계가 얽힌 전쟁이었다.

영국 신문 '타임지'에는 전보로 전송된 참혹한 전쟁상황이 계속 보도됐다. 영국은 전투에서 승리했음에도 불구하고 많은 병사를 잃곤 했다. 열악한 위생으로 인한 병력손실이 전투로 인한 사상보다 더 많았다. 허버트 영국 국방차관으로부터 부상자 병동 관리 요청을 받은 나이팅게일은 1854년 11월에 38명의 간호단을 조직해 이스탄불의 야전병원에 도착했다.

극히 비위생적인 환경에 사실상 방치된 부상병들은 각종 전염병에 속수무책이었다. 그녀는 세탁소를 차려서 더러운 부상병의 옷을 빨고, 의무기록을 만들었다. 부상병들의 배설물과 오수 처리, 의료 물품 집중관리, 간호사 직제확립, 군 병원 경영 일신 등을 통해 열악한 위생환경을 개선했다. 그 결과 40%대인 부상병의 사망률이 2%까지 떨어졌다.

이 무렵에 나이팅게일은 질병과 사망률 관계를 밝히는 '장미도표'를 만들었다. 이 분석을 통해 총상을 입지 않은 병사들이 속속 죽어가는 통계를 확인할 수 있었다. 이에 그녀는 '나쁜 음식과 나쁜 공기만으로도 속절없이 죽는 근대사의 가장 정교한 실험'이라고 말했다.

깨끗한 위생환경이 사람을 살린다고 생각한 그녀는 길고 좁은 병실에서 제대로 환기되지 않은 공기를 감염원으로 믿었다. 물론 실제 감염은 바이러스, 세균에 의한다. 그러나 크게 보면 나이팅게일의 나쁜 공기에는 바이러스와 세균도 포함될 수 있다. 나이팅게일의 간호노트(Notes on Nursing)에서 '간호사들은 손을 자주 씻어야 한다. 얼굴도 자주 씻으면 더 좋다'고 적었다. 감염을 우려해 손씻기와 개인위생을 강조한 것이다.

그녀의 이 주장은 코로나19 시대에 더 빛을 발했다. 코로나19는 손을 통한 분비물 접촉으로 감염될 가능성이 높다. 특히 화장실 등의 손잡이가 주된 감염원이 될 수 있다. 따라서 손을 자주 씻고, 손으로 얼굴을 만지지 않는 습관이 예방에 도움이 된다. 2020년 영국 NHS에서는 코로나19 환자를 위한 임시 병원들의 이름을 나이팅게일 병원이라고 지었다.

그녀가 언급한 나쁜 음식은 부패한 음식, 영양가가 부족한 음식, 환자에게 맞지 않는 음식이라고 생각할 수 있다. 근본적으로 나쁜 음식과 좋은 음식을 가릴 수는 없다. 모든 음식에는 영양학적 가치가 있다. 원활한 신진대사를 위해서는 많은 영양소가 필요하다. 다만 체질 등에 따라 특정 영양소가 결핍되거나 과잉되면 건강에 좋지 않을 뿐이다.

상대적 개념으로 음식의 영양학을 파악해야 한다. 영양 과잉 시대에서도 채소와 과일은 섭취하라고 권장되고 있다. 그러나 이는 육류 등의 섭취가 전제되어야 한다. 채소와 과일이 주가 되면 인체에 필요한 특정 영양소가 결핍될 우려가 있다.

예를 들어, 비만인 사람에게 좋은 음식이 마른 사람에게 맞지 않을 수 있다. 일반적으로 다이어트의 기본은 운동과 함께 열량 섭취를 줄이는 것이다. 비만인에게 좋은 음식은 조금 먹어도 배부르고, 체지방 분해에 도움되는 식품이다. 녹차, 식초, 고추, 달걀, 견과류, 커피 등을 생각할 수 있다.

반면 마른 사람은 근육의 원료인 단백질을 섭취 후, 체내 흡수율을 높이는 게 필요하다. 체내 흡수가 잘 되는 대표적인 식물성 단백질은 콩이다. 음식은 잘 먹으면 약이지만 내 몸에 맞지 않으면 독이 된다. 일반적으로 편식은 좋지 않고, 지속적으로 지나치게 많이 섭취하면 건강 측면에서는 바람직하지 않다.

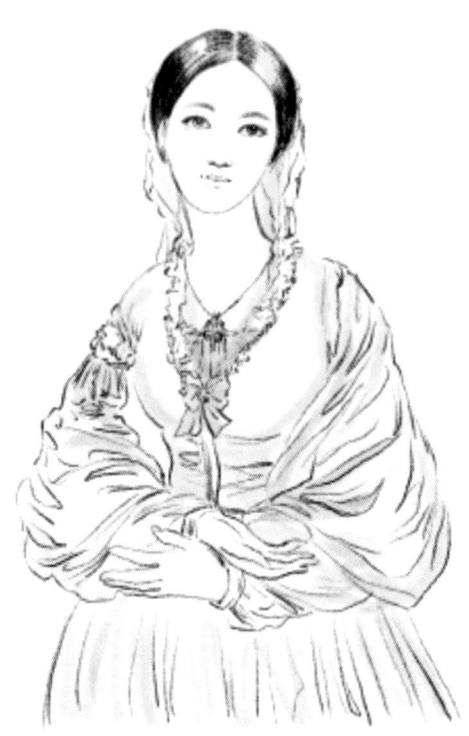

미래를 본 천재 셰프, 레오나르드 다빈치와 최후의 만찬과 요리

이탈리아 르네상스의 석학 레오나르도 디세르 피에로 다빈치(Leonardo di ser Piero da Vinci, 1452~1519년)의 직업은 무엇일까. 그는 다양한 사고를 하고, 여러 전문분야를 자유자재로 다룬 융합형 인물이었다. 창의성과 상상력에 실천력까지 겸비한 창발적 인간이었다. 그 결과 예술과 과학, 인문학을 융합한 창의 천재로 자리매김했다. 큰 키에 수려한 외모, 풍부한 성량까지 지닌 매혹적인 인물이었다.

세기의 명작인 모나리자와 최후의 만찬을 그린 그의 대표 직업은 화가라고 할 수 있다. 프랑스 루브르 박물관에 보관된 모나리자는 수백 년에 걸쳐 사람들을 감탄시키는 신비의 작품이다. 최후의 만찬도 미술계의 대작 중의 대작으로 평가된다. 14살부터 그림 공부를 한 다빈치는 그리스도의 세례, 수태고지, 동굴의 성모, 흰 족제비를 안은 여인, 음악가의 초상, 리타의 성모, 암굴의 성모, 세례자 요한 등 수많은 명작을 남겼다.

다빈치는 화가로서 첫발을 내디뎠지만 자연, 사람, 동물, 식물, 어학 등 관심 영역이 대단히 넓었다. 보이는 것을 관찰하고, 그 이상의 것을 상상하고 연구했다. 해부학에 빠진 그는 인체 각 부분의 작용을 역학적으로 살폈고, 하늘을 나는 새를 통해 비행기의 원리를 생각했다. 공기 역학, 낙하산, 헬리콥터, 플레이트 날개 등을 연구했다. 그가 전문가적 식견을 보인 분야를 직업으로 보면 20개가 넘는다.

화가 외에 조각가, 건축가, 식물학자, 동물학자, 생리학자, 해부학자, 화학자, 수학자, 천문학자, 물리학자, 토목공학자, 도시계획가, 발명가, 지리학자, 철학자, 외교관, 디자이너, 작가 등을 들 수 있다.

그의 또 다른 직업은 요리사다. 그것도 파격적이고 창의적인 메뉴를 개발하는 요섹남이었다. 다빈치는 젊은 시절 '세 마리 달팽이'란 이름의 식당에서 보조로 일을 했다. 그런데 식당의 요리사들이 숨지는 사건이 벌어졌다. 아르바이트생인 그는 얼떨결에 주방장이 되었다. 이때 그의 창조 본능은 거침없이 발산되었다.

빵 한 조각에 바질 잎 한 장을 내놓는 음식, 꽃이나 당근 조각을 곁들인 생선 등 파격적인 식단을 시도했다. 당시는 그릇에 음식을 가득 채워 먹던 시절이었다. 수백 년 후인 21세기에서나 가능한, 그의 시대를 앞서 간 식탁 실험은 당연히 실패였다. 돈에 비해 보잘 것 없는 양의 음식을 받은 손님들은 분노하며 주방에 항의하는 사태가 벌어졌다. 배고픈 시절에는 많이 먹고 비만해지는 게 권력이나 부를 과시하는 방법이었다. 질보다는 양이 더 중요했을 것이다.

음식점에서 쫓겨난 다빈치는 '비너스의 탄생'을 그린 친구 산드로 보티첼리와 함께 연 식당에서도 여러 가지 요리 기계를 설계하며 열정을 불태웠으나 경영난으로 오래 가지 못했다. 그러나 셰프 다빈치의 상상을 초월하는 음식 사랑은 계속됐다. 조리기구, 주방 도구 혁신과 신메뉴 개발을 멈추지 않았다.

레오나르도 다빈치는 이탈리아 밀라노를 다스리던 루도비코 스포르차 공작 가문의 궁정 연회 담당자로도 일했다. 이때 상류층 음식에 대해 꼼꼼하게 메모했다. 메모들이 모인 게 코덱스 로마노프(Codex Romanoff)라는 요리 소책자다. 부잣집의 요리를 조리하고 즐길 수 있었던 그는 이색적이면서도 때로는 엽기적인 음식을 계속 선보였다. 양 대가리 케이크, 뱀 등심 요리, 새끼 양 불알 요리, 닭 볏 요리, 구멍 뚫은 돼지귀 요리, 식초에 간한 새 요리 등이다.

어느 날 그는 루도비코 스포르차 공작으로부터 밀라노 교회의 벽에 그림을 그려줄 것을 부탁받았다. 훗날 세기의 명작이 된 '최후의 만찬'이다. 그는 기쁜 마음으로 그림 작업에 임했다. 작품 완성까지는 2년 9개월의 긴 시간이 걸렸다. 그런데 실제 그림 작업 기간은 마지막 3개월이었다. 그는 2년 6개월 동안은 '최후의 만찬' 작품의 식탁 메뉴를 고민했다. 그림에 그릴 음식을 생각하고, 만들고, 시식하면서 보냈다. 그 결과 최후의 만찬에는 장어요리, 작은 조각 빵, 검둥오리, 삶은 달걀 등이 그려졌다. 빵과 포도주만 올라간 성서와는 크게 차이난다.

요리에 관한 열정을 예술로 승화시킨 천재 화가 레오나르도 다빈치. 그의 음식은 기상천외한 것도 꽤 있었지만 대체로 담백하고, 소박했다. 육식과 채식의 균형 있는 식단 추구는 비만이 많아진 현대인의 식탁에 적합한 측면이 있다. 천재 화가, 융합형 인간인 그의 음식관은 수백 년 후에 빛을 보고 있다.

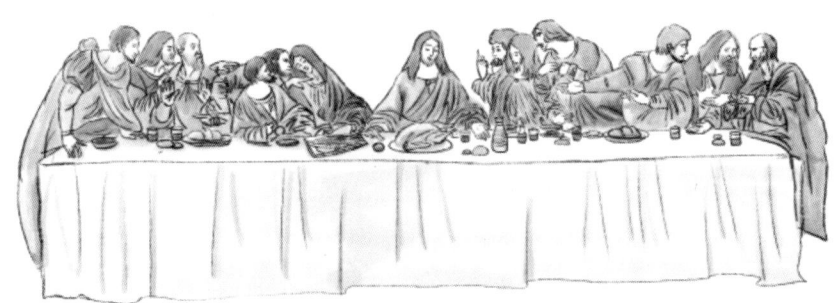

빅토르 위고의
레미라제블과 빵 한 조각

프랑스의 문학가 빅토르 마리 위고(Victor Marie Hugo, 1802~1885년)는 개성 강한 휴머니스트다. 프랑스인에게 그의 위상은 가히 절대적이었다. 그의 80세 생일이 임시 공휴일로 지정되고, 장례가 국장으로 치러질 정도였다. 서양 문학사에서 영향력이 엄청난 그는 시인, 극작가, 소설가, 정치가로 활동했다. 주요 작품은 레미제라블, 노트르담의 꼽추, 바다의 노동자, 웃는 사나이 등이다.

그는 프로 의식이 강했다. 작품을 쓸 때는 찬물에 샤워를 하고, 두발을 단정하게 다듬었다. 수염을 깔끔하게 민 뒤 작업하는 습관이 몸에 배었다. 그만의 글을 쓰는 의식이었다. 그에게는 남성 호르몬인 테스토스테론이 극히 많이 분비된 것으로 보인다. 테스토스테론 분비가 많으면 적극적이고 열정적일 가능성이 높다. 성적인 활동도 왕성한 경향이 있다.

많은 여성과의 만남을 즐긴 그는 노령에도 이성에 대한 관심이 줄지 않았다. 68세에 쓴 메모지에는 여성, 가슴, 키스, 나체 등을 뜻하는 은어가 적혀 있다. 빅토르 위고는 70대에도 "세 번, 네 번 사랑을 나누는 것보다 한 번 연설하는 게 힘들다"고 말할 정도로 연애를 즐겼다. 그는 83세에 세상을 마감했다. 숨지기 넉 달 전 일기에는 그날의 사랑 횟수가 기록되어 있다.

쾌락주의자인 그는 죽음을 앞두고 손자 조르주에게 말했다. "사랑해라, 사랑해라, 실컷 사랑해라." 이는 낭만주의자 빅토르 위고가 평생 추구한 삶의 방향이기도 했다. 성에 집착해 수많은 스캔들을 양산한 그는 역설적으로 아내와 결혼한 스무 살까지는 이성에 대한 경험 없는 순수 총각이었다.

아내는 소꼽 친구인 아델 푸쉐였다. 공교롭게도 아델은 형 유진으로부터 청혼을 받은 상태였다. 정신적 삼각관계 탓에 그의 형 유진은 정신병원에 입원한다. 아내 아델도 얼마 후 위고의 친한 친구인 작가 새트 뵈브에게 마음을 빼앗긴다. 빅토르 위고는 19세기 상당수 프랑스 예술인들처럼 성에 심각한 무게감을 두지 않았다. 그는 평생의 연인 줄리에트를 만나면서도 레오니 비아르 등 여러 여인과 교제했다.

지금 시각으로는 품행에 문제가 있다는 비난을 받았을 그는 이중적인 의식이 있는 듯했다. 자신에 대한 사랑과 연민, 사람에 대한 사랑과 연민이 미묘한 감정으로 섞여 있었다. 삶은 반전의 연속이었다. 정치적으로는 왕당파에서, 열혈 공화파로 변신했다. 한 가지 신념을 꾸준히 밀고 가기보다는 상황에 따라 입장을 바꾸었다.

하나의 시각, 하나의 철학이 절대적이지 않다고 깨달았을까. 이는 그의 철학적 표현에서 유추할 수 있다. "망원경이 끝나는 곳엔 현미경이 시작된다. 어떤 게 더 넓은 시각을 가졌는지 누가 말할 수 있는가(Where the telescope ends the microscope begins, and who can say which has the wider vision)."

그의 이중적 시각은 음식에도 나타났다. 인간의 보편적 가치관을 생각하면서도 귀족다운 우월함이 은근 내재된 것처럼보인다. 대식가로서 많은 요리를 접한 그의 작품에는 음식이 자주 등장한다. 작품 속의 음식에는 인간애가 실려 있다. 문학가이자 정치가인 그의 글에서는 '가난한 사람들이 음식으로 인해 존엄성을 잃어서는 안 된다'는 메시지를 읽을 수 있다. 실제로 그는 생활이 어려운 집 아이들 수십 명을 주기적으로 초대해 먹거리를 제공했다. 상류층이 즐기는 음식을 나누었다.

또 한편에서는 고구마를 가난뱅이 음식으로 폄하하였고, 포도주를 신이 준 선물로 찬양하는 모습도 보였다. 사회 모순에 손을 내저으면서도 스스로는 귀족이라는 선민의식을 다 버리지는 못한 모습이었다.

그럼에도 불구하고 그가 레미제라블에서 보여준 메시지는 강렬하다. 빵과 자유, 빵과 인간 존엄성에 대한 공론을 전 세계에 불러일으켰다. 그는 가난한 이에 대한 불공정한 대우, 사회적 모순에 대한 분노를 소설에 담았다.

그는 집필의 변에서 "단테는 시에서 지옥을 그렸다. 나는 현실의 지옥을 표현하려 했다"고 밝혔다. 소설의 주인공 장발장은 7명의 조카와 누나 등 배고픈 가족을 위해 빵을 훔쳤다. 그에 대한 형벌은 5년 형으로 가혹했다. 그는 탈출하다 잡혀서 19년간 투옥됐다. 비록 신부의 사랑 덕분에 새로운 삶을 살지만 장발장은 빵 하나 훔친 죄로 삶을 완전히 망쳐 버린 셈이다.

빵은 생명이다. 사흘을 굶주린 사람이 선택할 방법이 무엇이었을까. 며칠을 굶은 사람에게 도덕과 양심을 논할 수 있을까. 이 같은 사회적 약자가 생기지 않도록 하는 게 지방자치단체이고, 국가다. 나라는, 사회는, 시민의 최소한의 생존권을 보장해야 한다.

하지만 19세기 프랑스는 그렇지 않았다. 강자 독식 시대였다. 빅토르 위고는 소설 레미제라블에서 주인공 장발장을 통해 자유와 정의보다 더 앞서는 게 빵이고, 인간의 생명임을 그려냈다. 인간다운 최소한의 존엄성을 먹거리 확보에서 보았다. 이 메시지는 많은 나라의 사회보장제도에서 근간을 이루고 있다.

빅토르 위고와 장발장을 생각하면 쌀 한 톨, 밀가루 한 스푼도 새삼 감사하게 여겨진다. 이 관점에서는 열량 높은 풍부한 음식 섭취로 '육체적 비만'을 고민하는 사람이 상대적으로 행복하다고 할 것이다. 많은 사람이 이웃과 사회에 대한 생각이 넘치는 '마음 비만' 사회를 그려본다.

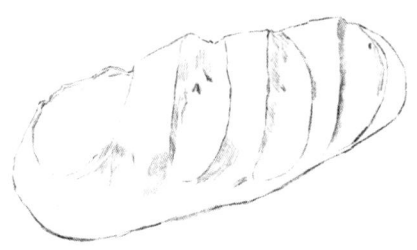

존 몬태규 백작의
하와이와 샌드위치

태평양의 하와이 제도를 처음 발견한 서양인은 영국 탐험가 제임스 쿡 선장이다. 그는 1778년 선원들과 함께 하와이에 상륙했다. 그는 이 섬을 샌드위치 제도로 이름했다. 샌드위치는 잉글랜드의 한 귀족 백작 가문이다.

제 4대 샌드위치 백작인 존 몬태규(John Montagu, 1718~1792년)는 영국 해군 제독으로 해양 탐험을 적극적으로 장려하고 지원했다. 이에 쿡 선장이 샌드위치 제도로 명명한 것이다. 원주민들은 섬을 하와이로 불렀다. 먼 옛날에 바다를 건너온 그들의 선조가 최초로 상륙한 전설의 지명인 하와이키에서 연유했다.

하와이 제도의 이름이 될 수도 있었던 샌드위치 백작 작위는 켄트주의 한 지명에서 유래했다. 에드워드 몬태규가 1660년에 초대 백작의 작위를 받은 후 후손에게 세습됐다. 존 몬태규가 태어난 지 4년 만에 아버지가 숨졌고, 어머니는 곧 재혼을 했다. 이후 어머니와는 거의 접촉이 없었다. 존 몬태규는 11세에 할아버지로부터 백작 작위를 물려받고, 귀족학교인 이튼 칼리지와 케임브리지의 트리니티 칼리지에서 공부했다.

그리스, 튀르키예, 이집트 등을 여행해 견문을 넓힌 그는 귀국 후 상원 의원, 육군 대령이 되었다. 28세에 전권대사로 참석한 브레다 회의에서 오스트리아 왕위 계승 전쟁 강화조약 체결에서 큰 역할을 했다. 30세에 해군경, 35세에 국무대신에 임명되었다. 이후 해군장관, 우편국장, 국무장관을 두루 거쳤다.

해군 장관을 3차례 역임한 존 몬태규 샌드위치 백작은 탐험가인 제임스 쿡의 열렬한 후원자였다. 쿡 선장의 탐험선 4척의 구입 비용을 그가 장관이었던 해군에서 지원해줬다. 그의 영향력은 하와이인 샌드위치 제도, 사우스 샌드위치 제도, 알래스카의 몬태규 섬의 이름에서도 알 수 있다.

존 몬태규는 국운이 크게 융성한 대영제국의 해군제독과 장관을 지냈다. 그런데 호사마다라고 할까. 영국의 식민지 아메리카에서 미국의 독립전쟁이 일어난다. 존 몬태규는 정보력 부재로 상황판단을 잘못했다. 전투원들에 대한 보급에 문제가 이어지는 가운데 영국 해군은 스페인, 프랑스가 가세한 미국의 연합 함대에 패배한다. 이로 인해 영국은 미국의 독립을 지켜볼 수밖에 없었다.

그는 영국 의회와 국민으로부터 패전의 책임을 추궁당했다. 공직에서 물러났고, 가짜 뉴스에 힘든 시간을 보내야 했다. 그것이 패스트푸드 '샌드위치 사건'이다. 소문은 존 몬태규가 친구들과 카드 도박에 푹 빠졌다는 것이었다. 식사도 잊은 채 카드 도박에 몰입한 그는 시종에게 고기 몇 조각과 빵을 가져오게 했다. 그는 빵 사이에 고기를 넣은 뒤 한 손으로 음식을 먹고, 한 손으로 카드를 쳤다는 것이다. 이른바 샌드위치 탄생 배경이다.

그런데 실제로는 도박이 아닌 일에 몰두해 간편식을 찾다가 만들어진 음식이 샌드위치라는 게 정설이다. 밤늦게까지 일하는 그는 간식을 먹곤 했다. 버터를 바른 빵에 닭고기를 얹어서 간편하게 먹었다. 야식 경험이 많은 그는 빵 위에 미끄러지는 닭고기를 겹치게 얹어 먹는 스킬을 갖게 됐다. 이것이 주위에 전파된 게 샌드위치라는 것이다.

물론 존 몬태규 이전의 로마시대나 러시아 같은 곳에도 빵에 육류와 야채를 싼 음식이 있었다. 그렇기에 샌드위치 원조에 대해서는 다양한 설이 나올 수 있다.

미국 라스베이거스의 샌드위치 가게인 얼오브 샌드위치가 바로 영국의 존 몬태규 백작의 후손과 플래닛헐리우드호텔 설립자인 로버트 얼의 협업으로 탄생했다고 한다. 그러니 샌드위치는 몬태규 백작이 조상인 걸로 하자.

    샌드위치 등 패스트푸드는 일반적으로 고칼로리, 고지방 음식으로 알려져 있다. 패스트푸드 섭취 빈도가 높으면 비만 위험이 높아진다. 하지만 요즘에는 비만과 성인병 위험이 적은 수제 샌드위치도 많다. 저열량, 저염, 저당의 두부 샌드위치나 탄수화물이 많은 밀 대신 양상추로 만든 다이어트 샌드위치 등이다. 패스트푸드는 간편성으로 많은 사람이 즐긴다. 그러나 건강을 위해서는 자주 먹기보다는 가끔씩 먹고, 그 종류도 잘 살펴볼 필요가 있다.

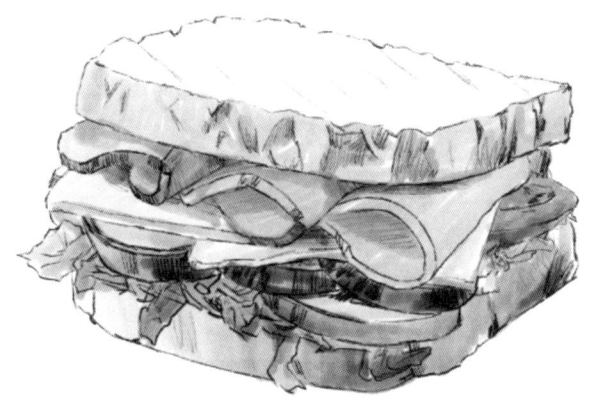

4장
건강, 다이어트, 비만 관리

아이젠하워의
식탁과 TV디너

　인공지능과 빅데이터는 요즘 떠오르는 키워드다. 의료 기계 등 다양한 산업 분야에 인공지능과 빅데이터 기술이 적용되고 있다. 인류 문명 발달은 획기적인 기술개발과 함께 했다. 구석기, 청동기, 철기, 반도체 등이 모두 기술 발전의 상징이다. 각 단계마다 산업의 혁명이 일어났고, 물자는 풍부해졌다.

　미국의 34대 대통령인 아이젠하워(1890~1969년)는 기술발달과 물질적 풍요의 수혜자라고 할 수 있다. 그의 삶은 전쟁, TV 디너 등으로 상징될 수 있다. 그의 풀네임은 드와이트 데이비드 아이젠하워(Dwight David Eisenhower)다. 흔히 이름으로 말하는 아이젠하워는 성(姓)이다.

　그의 혈통을 알리는 아이젠하워의 뿌리는 독일어 Eisenhauer다. 뜻은 쇠(Eisen)를 연마하는 사람(Hauer)이다. 아이젠하워는 스위스계 미국인이다. 성씨로 볼 때 그의 조상은 철과 관련된 산업 혁명과 관계가 있다고 유추할 수 있다. 당시에 첨단산업 종사자나 첨단산업을 주도한 집안이라고 할 수 있다.

　아이젠하워는 시대를 잘 타고 났다. 그가 군인과 정치인으로 성공한 시기인 1940년대와 1950년대에, 미국의 국력은 세계 으뜸으로 자리매김했다. 제1차 세계대전 동안에 비약적인 경제 호황을 누린 미국은 제2차 세계대전 동안에도 GNP가 2배 이상 신장됐다. 무엇보다 두 차례 전쟁 때 미국 본토에서는 전투가 없었다. 반면 유럽은 전역이 전쟁터였다.

　그 결과 패전국 독일은 물론 전승국 영국과 프랑스의 국토도 황폐화되었고, 각 나라는 막대한 빚을 지게 됐다. 반면 미국은 산업시설이 건재했고, 빌려준 돈도 넘쳐났다. 2차대전 후의 미국은 지구촌 총생산량의 절반을 책임지는 세계 초일류국가로 변해 있었다. 영국 프랑스 독일 또는 러시아와 함께 형성된 4톱(4Top) 또는 5톱(5Top) 체제가 마무리되고 원톱(1Top) 시대가 열린 것이다.

아이젠하워는 1944년 6월 6일, 2차대전의 승부처가 된 노르망디 상륙작전을 성공시켰다. 연합국 사령관인 그는 단순 명료한 확신의 리더십으로 전쟁을 승리로 이끌었다. 영웅으로 자리매김하게 된 노르망디 상륙작전 후광은 대통령 당선으로까지 이어졌다. 미국 국민 영웅인 그는 정책을 펼칠 때도 인기에 연연할 필요가 없는 상황이었다. 그 결과 업무 성과를 실무진에 돌릴 수 있는 여유까지 부릴 수 있었다.

아이젠하워의 성공시대는 산업발달과 물질의 풍요가 큰 역할을 했다. 2차대전 때 미국은 건재한 산업시설에서 폭풍처럼 빠르고 많은 양의 군수물자를 생산했다. 그가 연합국 사령관이 된 것도 미국이 대규모 물자와 병력을 동원한 덕분이었다. 세계적 명사로 떠오른 아이젠하워는 북대서양조약기구(NATO) 최고사령관에 이어 1952년에 미국 대통령에 당선된다. 4년 후에는 재선에도 성공한다.

이 무렵 미국의 식탁에는 주요한 변화가 있었다. TV 디너(TV Dinner)의 등장이 그것이다. 미국의 텔레비전 정기방송은 1939년 시작됐다. 첫 방송은 독일(1935년), 영국(1937년)에 뒤졌지만 텔레비전 사업은 1940년대 후반부터 폭발적 성장을 했다. 1952년에는 미국 가정의 절반이 TV를 보유하게 됐다. 시민들은 저녁마다 TV 수상기 앞에 모였다.

많은 사람들이 TV의 각종 프로그램에서 눈을 떼지 못했다. 저녁을 먹은 뒤에 줄곧 텔레비전을 마주했다. 또 TV를 보기 위해 저녁을 간단히 먹기도 하고, TV 시청하면서 간단한 주전부리를 계속 입에 넣었다. 이 같은 문화는 TV 디너(TV Dinner)라는 신조어와 그와 관련된 상품을 만들게 했다.

1953년 식품회사 스완슨은 TV에 열광하는 시민들에게 TV 디너를 출시하고, 특허 상품 등록도 했다. 주전부리 간식이나, 데우기만 하면 간단히 먹을 수 있는 포장 식품이다. 이 식품은 요리가 필요 없고, 번거로운 설거지를 하지 않아도 됐다.

대량소비 시대의 TV 디너 물결은 편리한 식판 개발로도 이어졌다. 쇠고기, 달걀, 프라이드치킨, 채소, 디저트 등을 채워서 오븐에 굽기만 하면 식판이 생산됐다. 사람들은 눈으로는 TV의 프로그램을 보고, 손으로는 무릎 위의 식판에서 음식을 먹었다. 먹은 뒤에는 식판을 옆으로 밀어놓고, 계속 TV를 보는 삶이었다.

아이젠하워의 식성은 소탈한 편이었다. 전쟁 중에는 쇠꼬리 수프를 즐겼고, 평소에는 햄버거를 자주 먹었다. 가끔 바비큐, 펜실베이니아 더치, 쇠고기스튜 등을 직접 요리했고, 종종 야외 바비큐 파티도 열었다. 화려한 음식과는 거리가 있었다.

서민적인 입맛인 아이젠하워는 시민들과 마찬가지로 TV 디너에도 푹 빠졌다. 저녁마다 아내 마미와 함께 TV를 시청했다. 그의 무릎에는 스테이크, 감자와 채소로 만든 해시 등이 담긴 쟁반이 있었다. 시민들과 똑같은 TV 디너였다.

TV 디너는 요즘으로 표현하면 간편식, 혼밥(혼자먹는 밥)이다. 이 같은 식습관은 비만을 부르기 쉽다. 생각보다 섭취량이 많아질 뿐만 아니라 밤에 음식을 먹고, 운동도 하지 않기 때문이다. 식사와 간식은 밤에는 피하는 게 좋다. 또한 즉석음식 중에는 냉동과정에서 일어나는 맛의 손실을 보전하기 위해 더 많은 당과 지방을 사용하기도 한다. 이 때문에 뱃살이 증가될 수도 있다. 살이 찌면 각종 성인병에 취약해지고 암의 위험성도 높아진다.

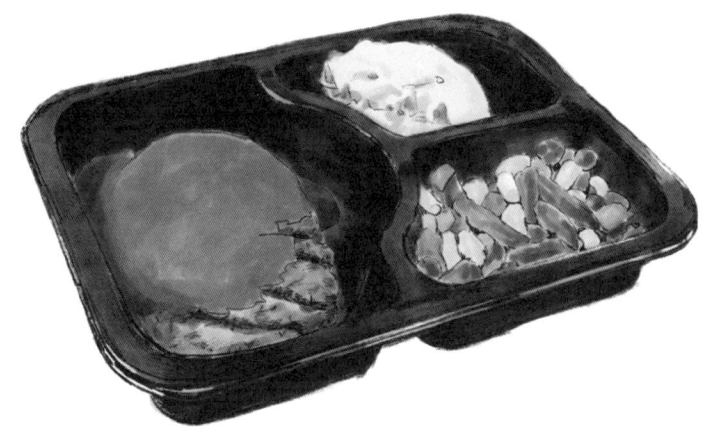

위대한 성인 간디의 식단과
건강한 삶

마하트마 간디, 아돌프 히틀러, 베니토 무솔리니, 스탈린. 한 시대를 뒤흔든 인물들이다. 마하트마 간디는 비폭력 비복종 운동으로, 히틀러와 무솔리니는 세계 2차대전 전쟁범죄로, 스탈린은 소련의 독재자로 역사에 기록되고 있다. 그런데 이들에게는 뜻밖의 공통점이 있다. 노벨평화상 후보였다는 점이다. 그러나 수상은 하지 못했다.

히틀러, 무솔리니, 스탈린이 평화상 후보가 된 것은 놀라운 일이 아닐 수 없다. 이와 함께 간디(1869~1948년)가 네 차례나 노벨평화상 후보에 올랐으나 수상하지 못한 것도 씁쓸한 여운이 남는다. 간디는 우리나라에 관심을 보인 평화주의자이기에 더욱 그렇다.

인촌 김성수가 20세기 비폭력의 상징인 간디에게 조선독립에 대해 자문을 구했다. 동아일보 사장이던 김성수는 1926년 10월 12일 간디에게 편지로 '조선을 위한 고언(苦言)'을 청했다.

"경애하는 간디 선생님(Dear Mr. Gandhi), 중요한 전환점에 선 조선을 위해 새로운 일들을 시작하려는 우리가 추구해야 할 가치에 대해 선지자(先知者) 당신의 고언(苦言)을 구합니다."

이에 대해 간디는 "절대적으로 참되고 무저항적 수단으로 조선이 조선의 것이 되기를 바란다"고 답장했다. 조선의 독립을 응원하는 메시지였다. 신문을 통해 공개적으로 우리나라 독립을 성원한 간디는 인도인의 정신적 지도자였다. 그의 이름자인 마하트마(Mahatma)는 시인 타고르가 지었는데, '위대한 영혼'을 의미한다.

비폭력, 무저항주의로 인류사에 큰 족적을 남긴 간디는 부유한 상인계급의 아들로 태어났다. 19세에 영국으로 유학한 그는 변호사가 돼 귀국했다. 현실에 눈을 뜬 그는 인도국민회의를 결성하고, 인두세 반대 투쟁도 했다. 남아프리카에서도 20여 년 머물면서 인권옹호를 위한 노력을 멈추지 않았다.

1차대전 직후에는 인도인에게 강압 정책을 펼치는 영국에 대해 지속적인 투쟁을 계속했다. 반영(反英) 운동의 방법은 비폭력 무저항주의, 영국 제품 불매 운동, 물레의 장려 등이었다. 그는 한 종교에 국한되지 않고 다양한 종교를 품었다. 그의 기도문 문구에는 힌두교, 이슬람교, 기독교, 불교의 성전이 인용됐다.

간디의 핵심사상은 비폭력을 기반으로 한 무저항주의이다. 그는 폭력은 폭력을 부른다고 생각했다. 그렇기에 사랑과 신뢰를 바탕으로 한 비폭력으로 목적을 이뤄야 한다고 믿었고, 이를 전파했다.

아힘사(Ahimsa)로 불리는 비폭력주의로 세상에 뜻깊은 메시지를 전한 간디는 채식주의자이기도 했다. 간디에게 비폭력은 채식과 일맥상통했다. 간디는 비폭력 저항 실현을 위해 채식을 했고, 또 아예 곡기를 끊기도 했다. 그는 평생 17차례의 단식을 했는데, 기간은 평균 8일이었다.

인도인이 많이 믿고 또 간디가 영향받은 종교는 힌두교와 자이나교다. 이 종교들에는 아힘사(不殺生)라는 육식을 금하는 비폭력 신앙이 있다. 고기를 섭취하려면 동물을 죽여야 한다. 살생과 육식은 나쁜 카르마(업,業)를 생성하는 것으로 믿는다. 힌두교도가 많은 인도가 다른 나라에 비해 채식주의 비율이 월등히 높은 이유다.

간디의 어린 시절, 인도인의 삶은 종교적 영향과 가난으로 인해 채식 위주였다. 그러나 일부에서는 영국을 이기기 위해 고기를 먹고, 체력을 키워야 한다는 의견도 있었다. 간디는 친구의 권유에 염소고기를 먹기 시작했다. 고기의 맛에 사로잡힌 그는 1년 동안 육식 식당을 찾았다. 그러나 어머니의 걱정을 들은 후에는 고기의 유혹을 이겨냈다.

영국 유학을 떠날 때는 어머니에게 고기와 술을 입에 대지 않고, 영국 여성과 잠자리를 하지 않겠다는 맹세도 했다. 그는 '채식주의자를 위한 호소'라는 책을 읽은 뒤 채식 철학을 더욱 확고히 했다. 그때까지 마음속에 조금 남아있던 체력을 키워 영국인을 인도에서 몰아내겠다는 생각을 접었다. 대신 채식으로 마음을 정화해 비폭력 항쟁으로 뜻을 이루겠다고 다짐했다.

간디는 채식을 맑은 영혼의 원천으로 생각했다. 그나마 많이 먹지도 않았다. 음식을 그저 생존의 방법으로만 여겼다. 음식을 먹는 즐거움을 아예 잊었다. 그는 채식이 성적 충동을 줄인다고 믿었다. 간디는 16세 때 아버지를 여의었다. 그런데 임종을 지키지 못했다. 아내와 잠자리에 있었기 때문이다. 이에 죄책감을 느낀 간디는 성적 쾌락도 멀리했다. 채식은 영혼의 맑음을 추구하는 그에게 육식, 성적 욕망을 멀리하는 훌륭한 대안이었다.

그의 식단은 모두 채소와 곡류, 과일이었다. 가열된 음식, 커피와 같은 자극성 있는 기호식품도 피했다. 향신료도 음식에 넣지 않았다. 채식은 흔히 3단계로 나뉜다. 1단계는 고기만을 먹지 않는 것이다. 생선, 달걀, 우유는 섭취한다. 2단계는 고기와 생선은 안 되지만 우유와 달걀은 먹는다. 3단계는 육류, 생선, 달걀, 우유 등 동물성 음식은 모두 허용되지 않는다. 간디는 최고 수준인 3단계의 채식을 했다. 병석에 눕거나 영양실조 때 우유를 마셨던 게 유일한 육식이었다.

그래서인지 사진 속 간디는 마른 모습이다. 건강 측면에서 지나친 채식은 권장 사항이 아니다. 채식에는 당뇨 같은 성인병이나 심혈관질환, 대장암 등을 억제하고, 신체를 건강하게 하는 식이섬유와 항산화제 성분이 풍부하다. 동물 학대를 방지하고 지구 환경을 지키는 데도 도움이 될 것이다. 그러나 단백질, 칼슘, 철분 등 영양분이 부족할 수 있다. 극단적인 채식은 영양 불균형을 초래할 수 있고, 빈혈이나 골다공증 등을 유발할 수 있다. 특히 신장기능이 좋지 않은 당뇨 환자의 경우 오히려 더 위험할 수 있다. 건강한 삶을 위한 식탁, 그것은 식물성과 동물성 식단의 적절한 조화에 있다.

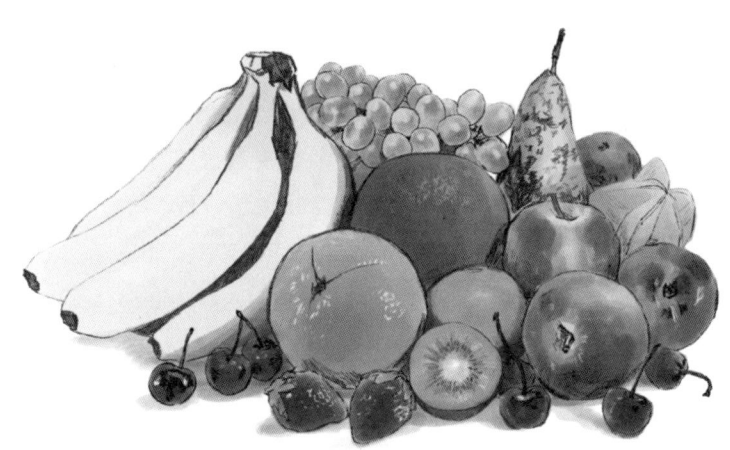

발명왕 토머스 에디슨과
1일 3식 시대의 도래

　전기의 효율적 활용은 전자공업으로 이어졌다. 전자공학을 바탕으로 전자기기를 제조하는 전자공업은 인류의 삶에 엄청난 편익을 가져왔다. 오늘날의 전자공학 단초를 제공한 인물 중 한 명이 발명왕 토머스 에디슨(Thomas Alva Edison, 1847~1931년)이다.

　그는 백열전구를 개선하고 발전시키는 과정에서 뜨겁게 가열된 금속이나 금속산화물 반도체에서 전자가 방출되는 현상을 발견했다. 이것이 에디슨 효과(Edison effect)다. 20세기에 에디슨 효과는 열전자 현상으로 연구되고, 진공관에 응용되었다.

　전자공업 발달의 터전을 제공한 에디슨은 1,300여 종의 특허도 갖고 있다. 전기 투표기록기(投票記錄機), 주식상장표시기(株式上場表示機), 인자전신기(印字電信機), 이중전신기, 탄소전화기, 축음기, 백열전구, 촬영기와 영사기, 자기선광법(磁氣選鑛法), 축전기 등을 발명했다.

　에디슨이 상업화한 전구는 경복궁의 밤도 밝혔다. 1887년 3월 경복궁 건청궁에 처음으로 전구를 달았다. 이때 냉각수 확보를 위해 향원정에 발전기를 설치했다. 조선은 아시아에서 궁궐에 처음으로 전깃불을 밝힌 나라였다.

　전신과 전화, 백열등에서 독보적인 창의성을 발휘한 에디슨은 성공의 원동력을 노력과 관심으로 생각했다. 에디슨은 "천재는 99%가 땀, 나머지 1%는 영감으로 이루어진다"고 말했다. 이는 끊임없이 노력하고 연구해서 창조적인 결과물을 낸 자신의 삶을 웅변한 것으로도 볼 수 있다.

그는 미국 오하이오주 밀란에서 제재소 집의 아들로 태어났다. 집안 형편은 넉넉하지 못했고, 아이는 산만했다. 초등학교 입학 3개월 만에 부적응으로 인해 어머니와 홈스쿨링을 해야 했다. 12살부터는 철도에서 신문과 과자를 팔며 집안 생계를 도와야 했다. 호기심 많은 그는 기차에서 실험하다 불을 냈고, 차장에게 맞아 한 쪽 귀의 청각이 약해졌다.

에디슨 인생의 전환점은 15살 때 기차역장의 아이를 구한 사건이었다. 역장은 감사의 표시로 에디슨에게 전신술(電信術)을 배울 기회를 주었다. 이때부터 천재의 영감은 세상에 포효하기 시작했다.

그는 발명을 하기 위해 돈을 원했다. 또 돈을 벌기 위해 발명을 했고, 사업체를 차렸다. 이 과정에서 전구의 특허권 소송에 휘말렸다. 큰 경제적인 손실을 입었고, 회사 운영에도 타격을 받았다. 그는 전구를 발명하고도, 큰 돈을 벌지 못한 것을 분통해 했다.

그러나 반대편에서는 그를 악덕 기업주로 인식하기도 한다. 돈에만 집착해 동업자와의 신뢰, 상도의를 저버렸다는 비판을 받는다. 에디슨은 직류 시스템의 효용성을 크게 믿고 있었다. 그런데 연구 동반자인 테슬라가 더 뛰어난 교류 모터 작동 원리를 찾아냈다. 이에 에디슨은 교류 전기가 활용되지 못하도록 견제했다. 교류 전기의 위험성과 부정적 이미지를 부각시키는 작업을 한 것이다. 발명과 사업에 지나치게 몰두해서 가족과의 관계도 소원한 편이었다.

그럼에도 불구하고 에디슨이 인류의 삶의 질을 향상시킨 위대한 발명가임은 부인할 수 없는 사실이다. 에디슨은 하루 세 끼 식사의 기폭제 역할도 했다. 기자가 사업가이자 발명가인 에디슨에게 물었다. "당신은 어떻게 빼어난 두뇌를 갖게 되었나요." 이에 에디슨은 '하루 세 끼 식사'라고 답했다. 1910년대 중반에 신문 기사를 접한 미국 시민들은 1일 3식을 더 자연스럽게 받아들였다.

그의 발언은 자신이 소유한 전력회사와 개발품인 전기 토스터 매출 증대를 위한 포석이었다는 시각도 있다. 두 끼로 만족하던 사람들이 한 끼를 더 먹으면 전기와 토스터 판매가 늘 것이 자명하기 때문이다.

1일 3식은 1800년대 부터 확산됐다. 동양과 서양이 비슷했다. 조선과 청나라 일본은 이 시기에 농업생산성이 크게 높아졌다. 점점 하루 두 끼에서 세 끼를 먹는 사람이 늘어났다. 산업혁명으로 경제력이 크게 높아진 서양도 마찬가지였다. 이 같은 상황에서 에디슨의 1일 3식 발언은 대중들에게 심리적 자극을 하기에 충분했다. 대중 스타인 에디슨은 1일 3식의 시대 흐름에 부채질을 한 셈이다.

1일 3식을 한 에디슨이 가장 좋아한 음식은 사과 경단(Apple Dumpling)이다. 젊은 날 돈이 부족한 그는 아침 식사로 사과 경단을 자주 먹었다. 가난한 시절의 입맛은 사업가가 된 뒤에도 변하지 않았다. 직원 채용 때 사과 경단을 권하고, 먹는 모습을 보고 사람을 판단했다는 일화가 있다.

바쁜 직장인은 아침을 거르는 경우가 있다. 다이어트를 위해 아침을 먹지 않는 사례도 있다. 이 경우 하루 두 끼 식사를 하게 된다. 아직 1일 2식이 나은지 3식이 나은지는 연구결과에 따라 다르다. 따라서 어떤 식사법이 자신에게 맞는지가 중요하다. 2식을 하지만 폭식을 하거나 많이 먹는다면 차라리 3식을 하면서 영양소를 골고루 그리고 적당량을 먹는 게 낫다.

우리의 삶은 하루 세 끼 식사에 익숙해져 있다. 때가 되면 먹어야 된다고 생각한다. 하지만 세 끼를 모두 충분히 먹으면 영양 과잉이 될 수가 있다. 만약 꼭 세끼를 먹어야 하는데 비만이나 소화불량 등이 염려되면 저녁 식사 시간을 당기고, 양을 줄이는 게 좋다. 당연히 움직임도 늘여야 한다. 이 방법만으로도 비만의 위험에서 상당 부분 벗어날 수 있다.

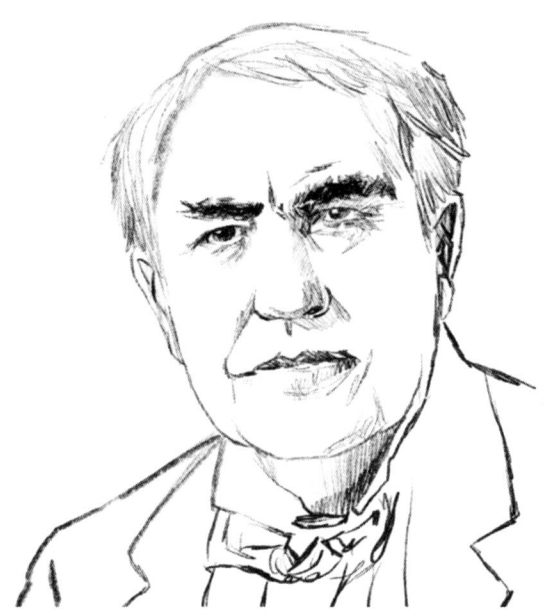

닐 암스트롱의 달 착륙과
우주인의 건강 식단

    닐 올던 암스트롱(Neil Alden Armstrong, 1930~2012년)은 달나라에 착륙한 최초의 우주인이다. 1969년 7월 16일 오전 8시 32분, 미국의 우주탐사선 아폴로 11(Apollo 11)호가 케네디 우주센터에서 발사됐다. 탑승자는 선장 암스트롱, 착륙선 조종사 버즈 올드린, 사령선 조종사 마이클 콜린스였다. 3인의 여행은 흑백 텔레비전으로 생중계됐고, 지구촌에서 5억 명 이상이 시청했다.

    우주선에서 본 지구의 모습은 암스트롱이 설명했다. 올드린은 우주선에서 팔굽혀펴기를 선보였고, 콜린스는 치킨스튜를 만들었다. 사령선, 기계선, 착륙선으로 구성된 아폴로 11호는 4일 후인 7월 20일 인류사에 한 획을 긋는 스토리를 썼다. '고요의 바다'로 이름 붙여진 달 표면 착륙에 성공한 것이다. 인류가 지구 외의 천체에 최초로 착륙한 일대 사건이었다. 선장 닐 암스트롱은 미국 휴스턴 비행 관제 센터에게 "여기는 고요의 바다. 독수리는 착륙하였다"고 감격적인 보고를 했다.

    그리고 2시간 후인 21일 오전 11시 56분 20초(한국시간)에 암스트롱이 달에 첫발을 디뎠다. 인류 최초로 달의 표면을 밟은 그는 의미 깊은 말을 했다. "이것은 한 인간에게는 작은 한 걸음이지만, 인류에게는 큰 비약이다 (That's one small step for a man, one giant leap for mankind)."

    암스트롱에 이어 올드린이 20분 후 착륙선의 사다리에서 내려와 달에 착지했다. 그의 달에 대한 첫 느낌은 '웅장한 황무지'였다. 암스트롱은 올드린과 함께 달에 지진계 등 관측기를 설치했다. 또 달에서 돌과 모래 등을 채취했다. 그들이 머문 시간은 약 2시간 30분이었다. 5일 뒤 3인의 우주 비행사는 무사히 지구로 귀환했다.

인류사에 기념비적인 역사를 쓴 암스트롱은 미국 오하이오주의 작은 마을에서 태어났다. 유년 시절부터 비행기에 호기심이 많았던 그는 퍼듀대학교에서 항공우주공학을 공부한 후 해군 비행학교에 진학하였다. 비행학교를 졸업한 암스트롱은 고속 비행 기지에서 900회 이상 시험 비행하는 화려한 경력을 쌓았다.

마침 소련과 치열한 우주개발 전쟁을 하던 미국은 미항공우주국(NASA)를 창설했다. 그는 1962년에 나사(NASA)의 제2기 항공우주사로 선발돼 본격적인 우주비행 훈련에 들어갔다. 4년 뒤에 암스트롱은 제미니 8호 선장으로 D.R.스콧과 함께 첫 우주비행을 하여 아제나 위성과 도킹에 성공했고, 1969년에는 아폴로 11호의 선장이 된다.

우주 개발사에 선명한 자취를 남긴 암스트롱은 나사(NASA) 퇴직 후 신시내티대 항공우주공학과 교수에 이어 기업 경영 등에도 참여했다. 그는 한국과도 인연이 있다. 한국전쟁 때 전투기 조종사로 참전해 78회를 출격했다. 정찰비행을 하다 대공포에 격추돼 비상 탈출하기도 했다. 1971년에는 미국평화봉사단 자문위원으로 한국을 방문했다.

우주 비행사의 먹거리는 무엇일까. 아폴로 11호에는 포장된 다양한 음식이 실려 있었다. 튜브 형태의 음식은 쇠고기, 돼지고기, 칠면조고기, 베이컨, 핫도그, 감자, 채소, 애플 소스였다. 물과 주스, 커피 등의 음료도 충분했다. 간식으로 캐러멜, 땅콩, 베이컨, 말린 과일, 케이크 등도 준비됐다. 헬멧을 벗지 않고도 주입구를 통해 먹을 수 있는 비상식도 마련됐다.

우주식은 환경을 고려해 특수제조한다. 칼슘 성분을 높여서 뼈의 약화를 막고, 햇빛을 쐬지 못함에 따라 비타민 D가 풍부한 유제품 등을 준비하는 게 좋은 예다. 우주인 식단 품목은 약 150가지에 이른다. 2008년에 국제우주정거장에 체류한 한국인 우주인 이소연은 밥, 국, 김치, 된장국, 고추장, 볶음김치, 홍삼차, 녹차, 라면, 생식바, 수정과가 든 짐을 꾸린 바 있다.

그러나 우주인이 맛까지 음미하기에는 무리다. 중력이 없는 우주선에서는 감각기관의 혼란이 온다. 혈액과 세포액도 상층부로 몰려든다. 평형감각이 무너지고, 목과 코도 부어서 맛과 향을 제대로 느낄 수는 없다. 탄산음료도 심한 트림으로 인해 우주인에게 적합하지 않다. 우주식은 세심하게 배려된 영양식이지만 우주선은 인간의 건강 측면에서는 불완전한 구조다.

다만 우주 생활은 인간의 수명 연장 가능성을 시사하기도 한다. 인간의 세포 수명은 텔로미어(Telomere) 길이로 결정된다. 세포는 분열을 통해 염색체 한 세트를 더 복제해 기능을 유지한다. 세포분열 때마다 염색체의 디엔에이(DNA)가 닳아서 사라진다. 텔로미어는 염색체의 유전정보가 잘려 나가는 것을 막는다. 그런데 텔로미어도 세포분열이 될수록 짧아진다. 길이가 극히 작아지면 세포는 더 이상 분열할 수 없고, 생이 마감된다.

텔로미어 길이가 짧아지지 않으면 세포가 건강할 가능성이 높은 것이다. 1명은 우주인, 1명은 비우주인 일란성 쌍둥이를 연구했다. 그 결과 우주인 쌍둥이가 우주에서 활동할 때는 지구에 있는 비우주인 쌍둥이에 비해 텔로미어 길이가 10퍼센트 정도 길었다. 이에 우주에서는 텔로미어가 길어질 가능성도 대두된다. 그러나 많은 연구자는 텔로미어 건강을 우주 공간의 환경이 아닌 우주인의 규칙적인 생활과 철저한 식단 관리에서 찾고 있다. 노화와 비만을 예방하는 건강한 삶은 규칙적인 생활과 몸에 필요한 적절한 영양섭취라는 점을 일깨워준다.

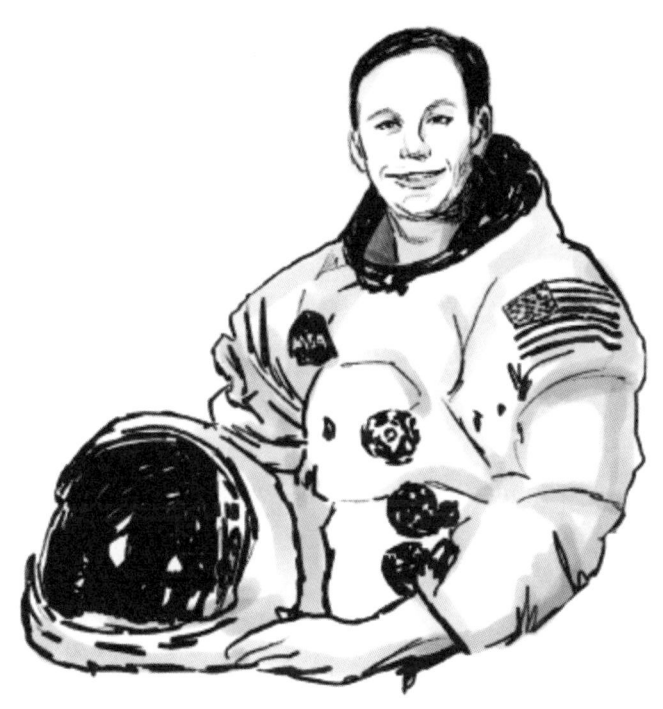

'철의 여인' 마거릿 대처와
달걀 다이어트

"대처는 유럽 통합에 대해 비타협적이었고, 당 지도부는 반발했습니다. 그녀는 밤새 위스키를 마신 뒤 다음 날 총리직을 사임했습니다." '철의 여인' 마거릿 대처(Margaret Hilda Thatcher)의 보좌관인 신시아 크로퍼드의 증언이다.

1990년 영국에서는 유럽 통합 여론이 일었다. 총리인 마거릿 대처는 영국의 유럽연합 참가를 줄곧 반대했다. 이는 보수당 지도부의 반발을 불렀다. 그해 11월 보수당 당수에 출마했으나 낙선한 그녀는 1991년 5월 보수당 당수직과 총리직에서 사퇴하였다. 1979년부터 11년 7개월 동안 강력한 카리스마로 사회, 경제 전반을 개혁한 '대처의 시대'가 종식된 것이다.

영국 최초의 여성 총리인 대처는 집권 후 악성 인플레이션을 극복하기 위해 정부 규모의 축소와 민간 이양, 민간 기업의 업무 간소화, 긴축재정, 세제 개혁, 자유경제주의 등을 실시했다. 이를 통해 물가 인상 억제, 소득세 감면, 소비세와 간접세 증가, 은행 금리와 이자율 증가 등을 꾀했다.

1983년에는 적자 늪에 빠진 20개의 석탄채굴회사의 문을 닫게 했다. 노조의 강한 반발을 무력화시킨 그녀는 '철의 여인'이라는 별명을 얻었다. 그녀는 1983년과 1987년에 연거푸 총리에 당선됐다.

마거릿 대처의 리더십으로 영국이 안정되었다는 게 일반적인 시각이다. 그러나 일부에서는 근로자들의 희생으로 이루어진 업적이라는 비판도 제기되고 있다. 화려한 정치 이력을 지닌 그녀는 긍정적인 이미지를 창출하는 데에도 능했다.

패션 아이콘이 된 파워 드레싱으로 정치적 지위를 고양시켰다. 어깨에 심이 들어간 외투와 큰 귀걸이, 부풀어 오른 헤어스타일로 전사와 같은 이미지를 연출했다. 하이힐, 진주 목걸이, 핸드백, 푸른색 정장 등으로 세련미를 돋보이게 했다. 대처는 82세에 패션 잡지 보그 모델로 나서기도 했다.

미적 감각이 뛰어난 그녀는 몸매에도 많은 신경을 썼다. 1979년 총리 취임을 앞두고 그녀는 2주일간 혹독한 다이어트를 했다. 사진 촬영 때 날씬하게 균형 잡힌 몸매를 보여주기 위해서였다. 그녀의 몸매 관리 방법은 육식만 하는 황제 다이어트의 일종이었다.

대처는 다이어트 기간에 달걀을 주식으로 했다. 일주일 동안 28개를 먹었다. 여기에 약간의 육류, 채소, 과일, 커피를 더했다. 매일 아침은 달걀 1~2개에 자몽을 먹은 후 블랙커피나 차를 마셨다. 점심은 달걀 2개에 자몽이나 토마토를 먹었다.

저녁에는 쇠고기나 양고기, 닭고기에 과일과 차를 섭취하는 방식이었다. 요일마다 육류와 과일 종류는 조금씩 바뀌었다. 육류 섭취 때는 위스키를 간단히 곁들이기도 했다. 다이어트 기간에는 철저하게 간식을 배제했다.

이 같은 다이어트 결과, 그녀는 이미지 연출에 성공했다. 1979년 총리 공관에 처음 들어설 때의 날씬한 몸매, 깔끔한 얼굴 피부, 로열 블루 컬러의 주름 스커트는 호감이 상승하는 큰 요인이 되었다.

식료품 가게의 딸로 태어난 대처는 집에서는 아침을 차리는 주부이기도 했다. 남편의 식성에 맞는 햄, 달걀, 토스트, 과일 등으로 매일 아침 상차림을 했다. 반면 그녀는 아침을 거의 먹지 않았다. 그녀는 술을 좋아하는 편으로 위스키를 종종 마셨다. 특히 밤늦게까지 연설문 등을 준비할 때는 위스키를 찾곤 했다. 휴일에는 남편과 산책을 즐겼다.

마거릿 대처가 한 식이요법은 흔히 말하는 황제 다이어트의 일종이다. 황제 다이어트는 2주 이상은 하지 않는 게 좋다. 체중 감소는 빠를 수 있으나, 체내 수분 감소로 인한 기립성 저혈압의 위험과 동맥경화의 가능성도 존재한다. 이 다이어트는 탄수화물인 쌀, 밀 대신 고기, 햄, 계란 같은 단백질 섭취를 늘리는 방법이다. 이 경우 지방 저장에 관여하는 인슐린 분비가 억제된다. 식욕을 억제하는 케톤 물질도 생성돼 더 적게 먹게 된다.

그러나 혈액 내 케톤 농도가 높아지면 신장과 심혈관에 부담을 줄 수 있으며, 섬유질과 비타민, 칼슘 등의 부족으로 인한 건강 문제가 발생할 수 있다. 따라서 비만 치료를 목적으로 한 황제 다이어트는 짧은 기간 동안 시행하는 것이 바람직하다.

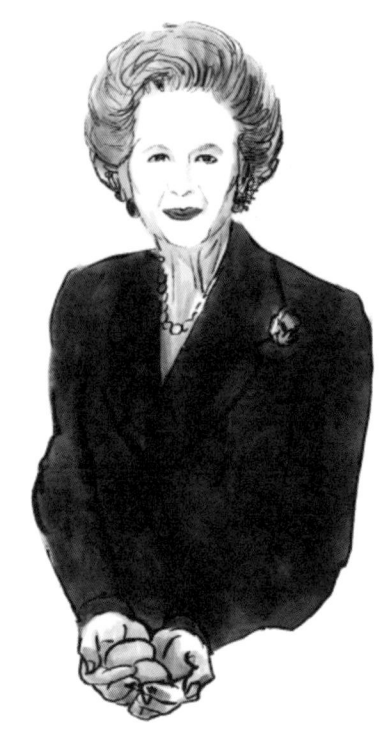

작가 인터뷰

책의 제목인 '나는 먹는다 고로 존재한다'는 어떤 의미를 담고 있나요?

'잘 존재하기 위해서는 잘 먹어야 한다'는 의미를 담고 싶었어요. 삶을 유지하기 위해 우리는 음식을 섭취해야 하는데 최근 유행하는 다이어트 방식들은 과도한 식이 제한을 강조하고 있어요. 사실 맛있는 음식 먹는 게 인생에서 중요한 낙이잖아요. 먹는 행위를 단순한 생존 수단이 아니라, 인간의 중요한 존재 방식 중 하나로 바라봤으면 해요.

비만 키워드에 특별히 주목한 이유는 무엇인가요?

가정의학과 전문의로서 환자들을 직접 만나다 보면 많은 건강 문제가 비만에서 비롯된다는 사실을 실감하게 돼요. 많은 경우, 단순히 체중을 감량하는 것만으로도 다양한 증상들이 크게 개선되곤 해요. 비만 관리를 했을 뿐인데 환자들이 혈압약과 당뇨약을 끊게 되기도 하고, 지방간이 호전되는 사례도 있어요. 비만은 현대 사회에서 여러 가지 암을 비롯한 중대한 건강 문제의 주요 원인 중 하나죠. 맛있는 음식은 넘쳐나고, 움직이지 않아도 다양한 재미를 누릴 수 있는 시대이기 때문에 비만 인구가 계속해서 증가하는 것은 불가피한 현상이라고 볼 수 있어요. 이러한 현실을 직시하고, 비만을 근본적으로 관리하고 예방하는 방법들에 대해 논의하고자 '비만'을 하나의 주요 주제로 다루기로 결정했습니다. 독자들에게 건강한 삶을 위한 실질적인 도움을 주고 싶었어요.

역사적 인물들의 식습관과 건강 문제를 다루신 이유는 무엇인가요?

비만과 건강 문제에 도움이 될 만한 인물들을 선택하면서, 동시에 다양한 독자층이 보편적으로 알고 있을 만한 유명인들을 선정했어요. 사람들의 관심사가 다양하기 때문에 미술, 음악, 정치 등 다양한 분야에서 유명한 인물들의 이야기를 풀어내면 재미있는 책이 될 수 있을 거라고 생각했죠. 처음부터 끝까지 책 한 권을 다 보기가 쉽지 않아요. 그래서 칼럼처럼 하루에 한 편씩 가볍게 읽을 수 있도록 구성했어요.

역사 속 인물들의 식습관을 통해 어떤 인사이트를 얻으셨나요?

역사 속 인물들을 살펴보면서 본받을 점도 있고, 절대 하지 말아야 할 점들도 발견했어요. 예를 들어, 처칠은 술과 담배를 끼고 살았던 사람이었죠. 젊었을 때는 괜찮았을지 모르지만 70대에는 뇌졸중으로 고생을 많이 했어요. 반면에 리관유는 영양학적으로 부족하지 않으면서도 과하지 않은 식습관을 지켰어요. 처칠처럼 하고 싶은 대로 다 하다가 건강을 잃고 20년 넘게 한쪽 팔도 못 쓰고 살 것인지, 리관유처럼 젊을 때 절제하면서 오래오래 건강하게 살 것인지 생각해 보자는 거예요. 너무 당연한 이야기처럼 들릴 수 있지만, 저도 먼 미래 일이라고 생각할 때는 와닿지 않았는데 살다 보면 세월이 금방 흘러가더라고요. 내일 죽더라도 가고 싶은 데 가고, 먹고 싶은 것도 먹어야 하지만 몸에 안 좋은 음식을 과하게 욕심내지 않는 게 중요해요.

책에서 소개한 인물 중 가장 기억에 남는 인물은 누구인가요?

딱 한 사람을 꼽자면, 오드리 헵번이에요. 그녀는 뛰어난 아름다움으로 대중의 인기를 누린 것뿐만 아니라 인류에 대한 깊은 사랑과 선행으로도 유명했죠. 여러 오지를 다니면서 자선 활동에 힘쓴 그녀의 행동은 많은 이들에게 영감을 주었어요. 그녀는 죽을 때까지 날씬하고 건강하게 살기 위해 노력했어요. 무엇보다 '날씬한 몸매를 원하는가? 그렇다면 그대의 음식을 배고픈 자와 나눠라.'라는 명언이 제 가슴을 울렸어요. 오드리 헵번처럼 마음이 풍요롭고 사랑과 배려가 넘치는 사람이 많은 세상이 되었으면 좋겠어요.

평소 작가님의 식생활이 궁금합니다.

저는 아침에 토마토 2개와 우유 2잔을 먹어요. 토마토는 비만에 좋은 음식이고, 우유는 칼슘과 비타민, 단백질 섭취를 위해서 마시고 있어요. 점심에는 고기와 야채를 주로 먹는데 샐러드 소스 양을 최소화하는 게 중요해요. 가족과 함께 하는 저녁식사 때는 좋아하는 건 뭐든 먹어요. 저녁에 아무거나 먹을 수 있게 점심을 희생하는 거죠. 식사 간격은 넓게 유지해요. 조금 먹으면 폭식하거나 자주 먹게 되는데 그게 비만과 노화에 제일 안 좋은 습관이에요.

운동에 대한 조언도 나눠주실 수 있나요?

유산소 운동도 너무 많이 하면 근육이 빠져요. 30분만 하더라도 자기가 즐겁다고 생각할 때 끝내야 해요. 뭐든 좋아서 해야지 꾸준히 할 수 있으니까 기분이 좋다고 느껴지는 시간만큼만 하는 거예요. 평생 굶으면서 살 수 없으니 먹는 것도 마찬가지고요. 즐겁게 살되, 그다음날에는 건강한 생활로 돌아가면 돼요. 저는 환자분들한테 헬스장이나 필라테스 가지 말고 집에서 누워서 코어 운동 30분만 해보시라고 권해요. TV를 보거나 음악을 들으면서 허리 밑에 손을 넣고 압력이 느껴질 정도로 바닥을 누르는 거예요. 30회씩 20-30세트 하면 허리 아픈 사람들에게도 좋고, 나이 들면서 배가 나오는 이유는 근육이 약해져서인데 이 운동을 하면 도움이 많이 돼요. 그리고 루틴이 중요해요. '밥을 먹으면 일단 나가서 10분만 걷는다' 이런 식으로 규칙적인 루틴을 만들어 보세요.

앞으로의 작품 활동 계획이나 연구 주제가 궁금합니다.

어렸을 때부터 시를 쓰는 게 꿈이었어요. 설렘, 그리움, 사랑에 관한 시를 100편 이상 써 왔죠. 만남과 이별, 그리움 모두 사랑의 일부라고 생각해요. 최근 뉴스에 자주 등장하는 스토킹과 데이트 폭력 같은 이슈들을 보면 사회가 얼마나 삭막해졌는지 실감 나요. 현대 사회가 너무 지식과 공부에 치중하다 보니, 많은 이들이 감성적인 부분을 소홀히 하고 있는 것 같아요. 일반인들도 쉽게 공감할 수 있는 언어로 잊혀져 가는 사랑의 다양한 모습을 그리는 시집을 출간할 계획이에요.

마지막으로 독자들에게 한 말씀 해주세요.

인문학과 건강에 관심이 있는 분들에게 특별히 추천하고 싶어요. 우리가 과거에 사랑하고 존경했던 역사적 인물들의 삶과 습관에 비춰 내 모습을 들여다 보는 경험이 될 거예요. 그들이 어떻게 살았는지, 우리가 그들처럼 살 수 있는지, 또 그들의 삶에서 어떤 교훈을 얻을 수 있는지를 생각해 볼 수 있는 기회가 되었으면 해요. 이를 통해 각자 생활 속에서 건강과 행복을 어떻게 조화롭게 유지할 수 있는지에 대한 통찰을 얻을 수 있기를 바랍니다.

이상훈 작가 홈페이지

나는 먹는다 고로 존재한다
역사속 인물들을 통해 배우는 비만과 슬기로운 생활습관

발행일 2024년 7월 17일

지은이 이상훈
펴낸이 마형민
기획편집 신건희 곽하늘
디자인 김안석 김현주
펴낸곳 주식회사 페스트북
주소 경기도 안양시 안양판교로 20
홈페이지 festbook.co.kr

© 이상훈 2024
ISBN 979-11-6929-536-9 03510
값 16,000원

* 이 책은 저작권법에 의해 보호를 받는 저작물이므로 무단 전재와 무단 복제를 금합니다.
* (주)페스트북은 '작가중심주의'를 고수합니다. 누구나 인생의 새로운 챕터를 쓰도록 돕습니다.
creative@festbook.co.kr로 자신만의 목소리를 보내주세요.